不調の9割は腸が解決してくれる

内藤裕二
京都府立医科大学大学院
医学研究科教授

あなたの腸年齢は
どれくらい？

腸年齢セルフチェック

Self Check!

腸年齢セルフチェックの方法

腸年齢チェックリストAとBの項目を合計し、実年齢から計算しましょう 。

チェックリスト A

□ 豆腐、厚揚げが好き

□ 塩分は制限している

□ 玄米、麦など全粒穀物を3食に1食は食べる

□ 朝食後に便が出ることが多い

腸年齢＝
(実年齢 ー (Aの合計))＋(Bの合計)

例：実年齢が55歳で、チェックリストAが3つ、Bが7つあった場合、腸年齢は59歳です。(55－3) ＋ (7) ＝59

□ 見た目が若いと言われる
□ 発酵食品が好き
□ スープよりもみそ汁が好みである
□ 田舎、地方の出身である
□ 3人以上のきょうだいがいる
□ 週に3回以上運動をしている
□ 深夜12時までには就寝している

合計　　個

チェックリスト
B

□朝食をとらないことが週に4日以上ある
□外食が週に4回以上ある
□コーヒーには砂糖を入れる
□アルコールは週に4回以上飲む
□野菜不足だと思う
□牛・豚・羊など肉類が好き
□便秘である
□いきまないと便が出ないことが多い
□コロコロした便のことが多い

Self Check!

腸年齢セルフチェック

- □ おなら・便がくさい、と言われる
- □ 仕事の日でも休日でも運動不足である
- □ タバコを吸う
- □ ストレスを感じている
- □ 寝不足である
- □ 肌荒れや吹き出物で悩んでいる
- □ 胃酸分泌抑制薬を飲んでいる
- □ 抗生物質をよく服用する
- □ コンビニエンスストアをよく利用する
- □ 仕事、買い物には車で出かける

合計　　　個

（　　歳 ー（　　））＋（　　）
実年齢　Aの合計　Bの合計

＝あなたの腸年齢は　　歳

腸はなぜ大切？

心身の健康には、**腸内環境が深く関係しています。**

腸内環境がいいと、身体の不調が改善し、心が安定してよく眠れます。お肌もきれいに、見た目も若々しく変わります。

では、**腸内環境が悪くなるとどうなるでしょう？**

左のイラストを見てください。これ全部、腸内環境の悪化が原因の不調です。

長引けば、潰瘍性大腸炎、
糖尿病、大腸がんなど、
もっとこわい病気に
なってしまいます。

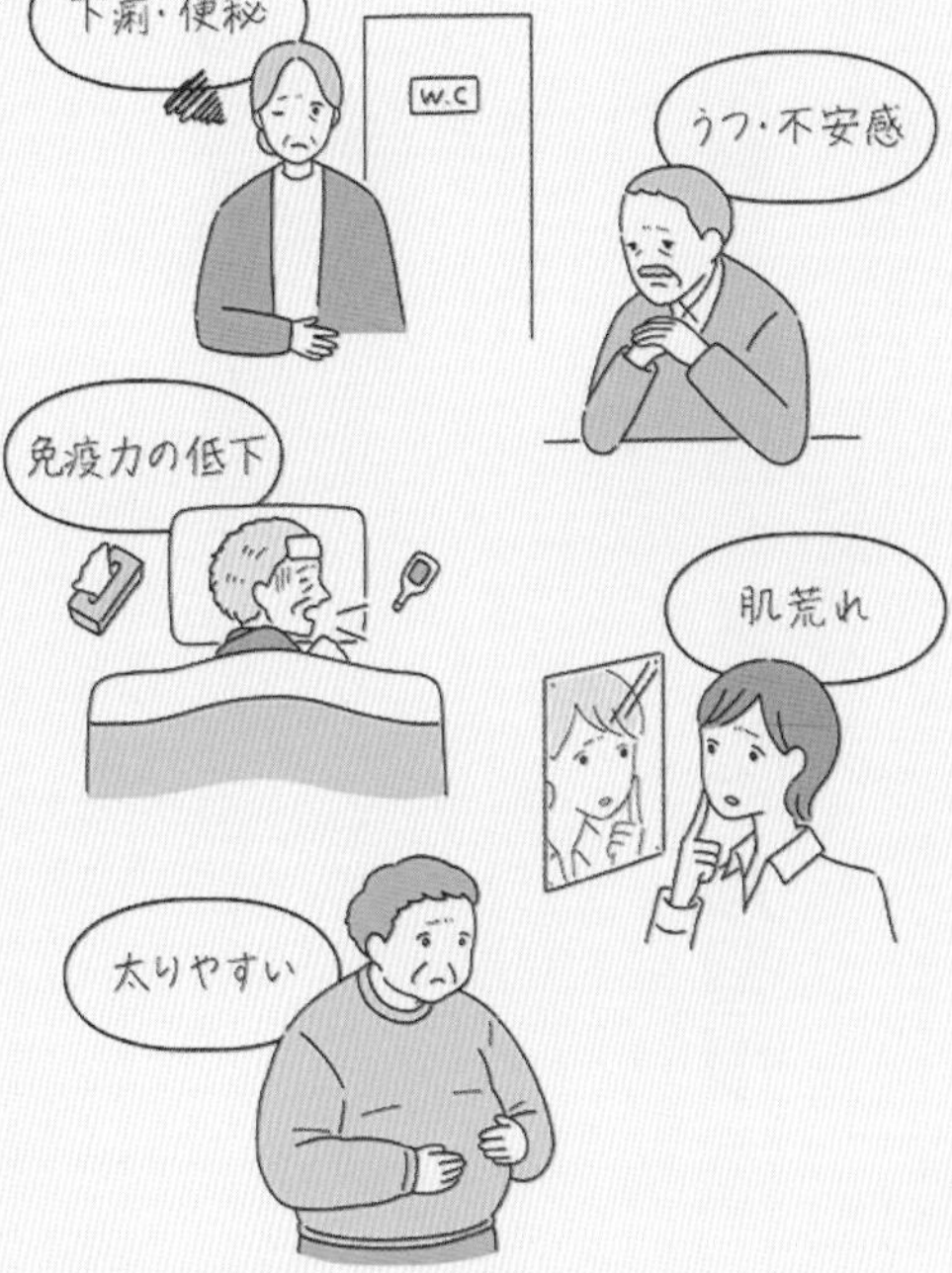

言い換えれば、
私たちの人生は、
腸内環境次第で変わると言っても過言ではありません。

「腸年齢セルフチェック」で、腸年齢が実年齢より高くてショックを受けた人も、心配いりません。

「腸が整う食習慣」「腸が整う生活&メンタル習慣」
「腸が整う運動」をすれば、腸内環境は整い、腸は元気に、心も体も若返ります！

本書でその方法を詳しく説明していますので、

ぜひお試しください。

食習慣

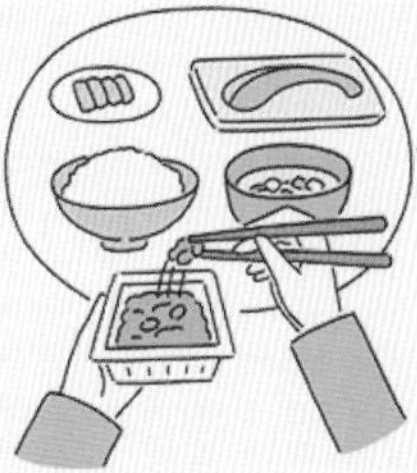

運動

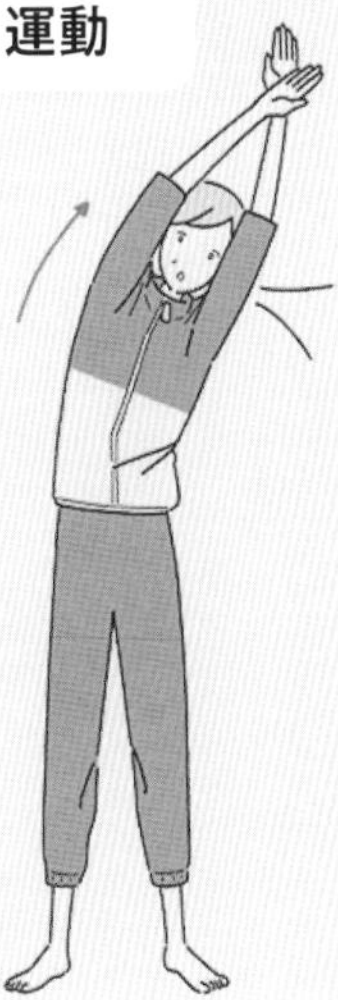

生活＆メンタル習慣

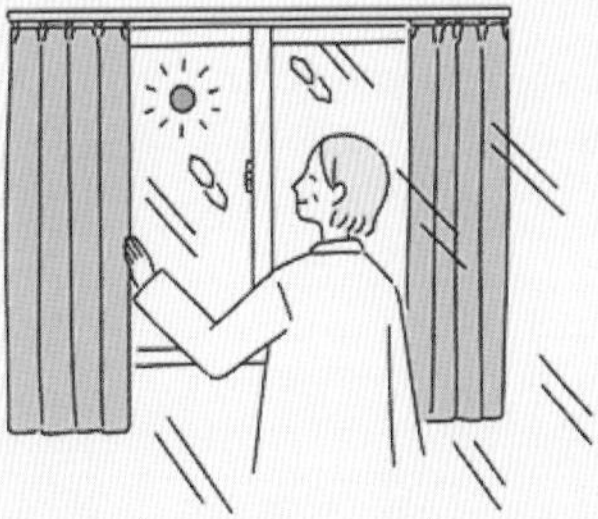

はじめに

腸内フローラは人の腸内に存在する細菌の集合体であり、１０００種類、１００兆個もの細菌が存在することがわかっています。人の腸内に常に存在している常在細菌叢は、食物の消化・吸収、免疫システムの調節、炎症・代謝の制御など、人のさまざまな生命現象に影響を与えています。特定の細菌が優勢になることでココロやカラダの不調や疾患のリスクが高まる可能性があり、逆に、多様な種類の腸内細菌が存在することが健康維持に重要であることが解明されてきています。

この腸内細菌の種類と機能に影響を与えるものを解析した結果、食生活が大きな鍵となっていたことが示されています。人の健康と食生活についてはこれまで多くのことが栄養学により明らかにされてきましたが、多様な種類の腸内細菌（多様性とも呼ばれています）のためにも食生活が重要であり、何をいつ食べるかがあなたの腸内フローラを決めています。5大栄養素をバランスよく摂取することが重要ですが、もう1つ（6大栄養素とも呼ばれています）、食物繊維が腸内細菌にとって必要です。日本人の食物繊維の摂取量は減少傾向にあり、欧米や東アジアの人と比較しても不足しています。食物繊維の不足は腸内フローラに悪影響を及ぼし、腸内環境の悪化を招きます。

本書では、すごい腸の働きを解説し、その腸を健康にするために必要な食習慣や腸を整える生活習慣、腸を元気にする運動の方法を説明しました。腸を整える習慣は今からでも遅くありません。本誌をゆっくりと読んでいただき、実践していただけましたら幸いです。

最後になりますが、出版の機会をいただきましたリベラル社のスタッフの皆様に厚く御礼申し上げます。

2023年10月

内藤裕二

不調の9割は腸が解決してくれる

第1章 腸ってすごい

第3章 腸内環境を乱す悪習慣

第6章 腸内環境のセルフチェック

第1章

腸ってすごい

腸は命の源

人間は1つの受精卵から細胞分裂を繰り返して胎児に育っていくわけですが、一番はじめにどの部位ができるかご存知でしょうか。心臓？　それとも脳？　実は腸が一番先に作られるのです。

生命の源と言える腸は、小腸と大腸からなり、全長8〜9m、表面積はテニスコート1面分以上です。そんなに長く巨大な臓器が自分のおなかに収まっていると思うと不思議ですね。**腸は生命維持に欠かせない重要な働きを行っています。**

胃から入ってきた食物は小腸で消化され、小腸内壁から吸収されます。吸収された栄養素は肝臓から血液に乗って全身に行きわたり、生命活動に利用されます。

大腸では小腸から入ってきた食物の残りカスから水分とミネラルを吸収し、便を作って体外に排泄しています。また免疫の要でもあります。腸には身体の免疫細胞の7割が集中しており、口から侵入する病原体を攻撃し、便として排出して身体を守っているのです。

腸（小腸＆大腸）の構造と働き

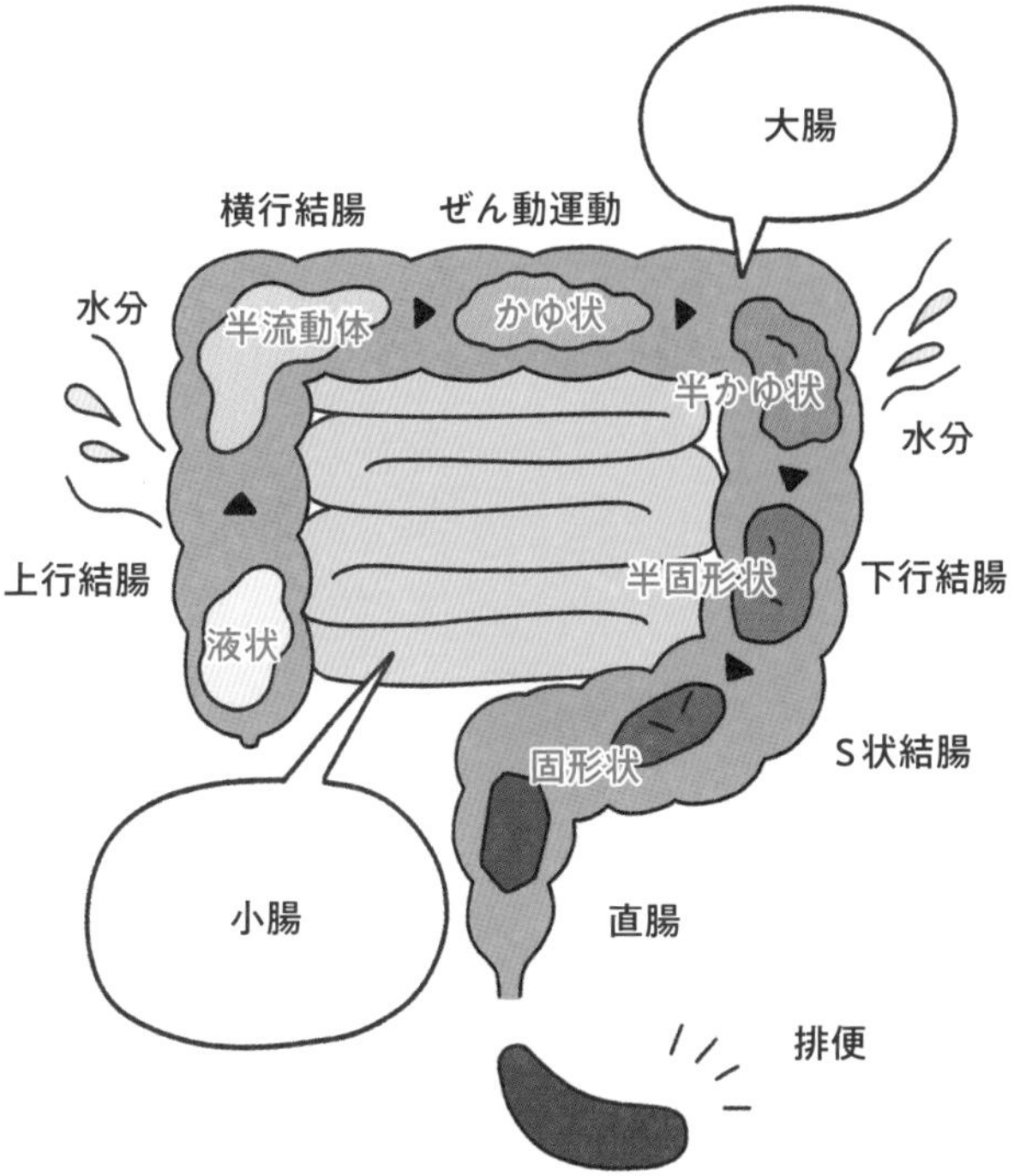

腸は、胃から送られてきた食べ物の消化・吸収・排泄と、病原体から守る免疫の要として働いています。

Point

▷腸は栄養素の消化・吸収、便の生成・排出、免疫を担っています。

腸内環境と健康

「消化・吸収・排泄・免疫」という重要な役割を担う腸が健康な状態が、私たちの身体全体の健康につながっています。腸内環境が悪化すると、便秘や下痢、アレルギー、肌荒れなどさまざまな不調が現れてきます。この状態が長引くと、慢性的な炎症となり、潰瘍性大腸炎やクローン病、脂肪肝、糖尿病、大腸がんなど重い病気に発展するリスクが高まります。腸内環境の悪化は、心の状態にも影響を与えています。「幸せホルモン」とも呼ばれるセロトニンは、気持ちの高ぶりを抑え、気分をリラックスさせてくれますが、腸から送られる材料をもとに脳で作られています。腸内環境が悪化すると、このセロトニンがうまく作られなくなって、ストレスに弱くなったり、うつになったり、無気力になったりする状態を招きます。

　さらに、腸内環境が老化に影響することも明らかになってきています。このように、**心身の健康や老化は、「腸」次第**。いかに腸内環境をよくするかに私たちの人生がかかっています。

腸内環境悪化から生じるさまざまな不調

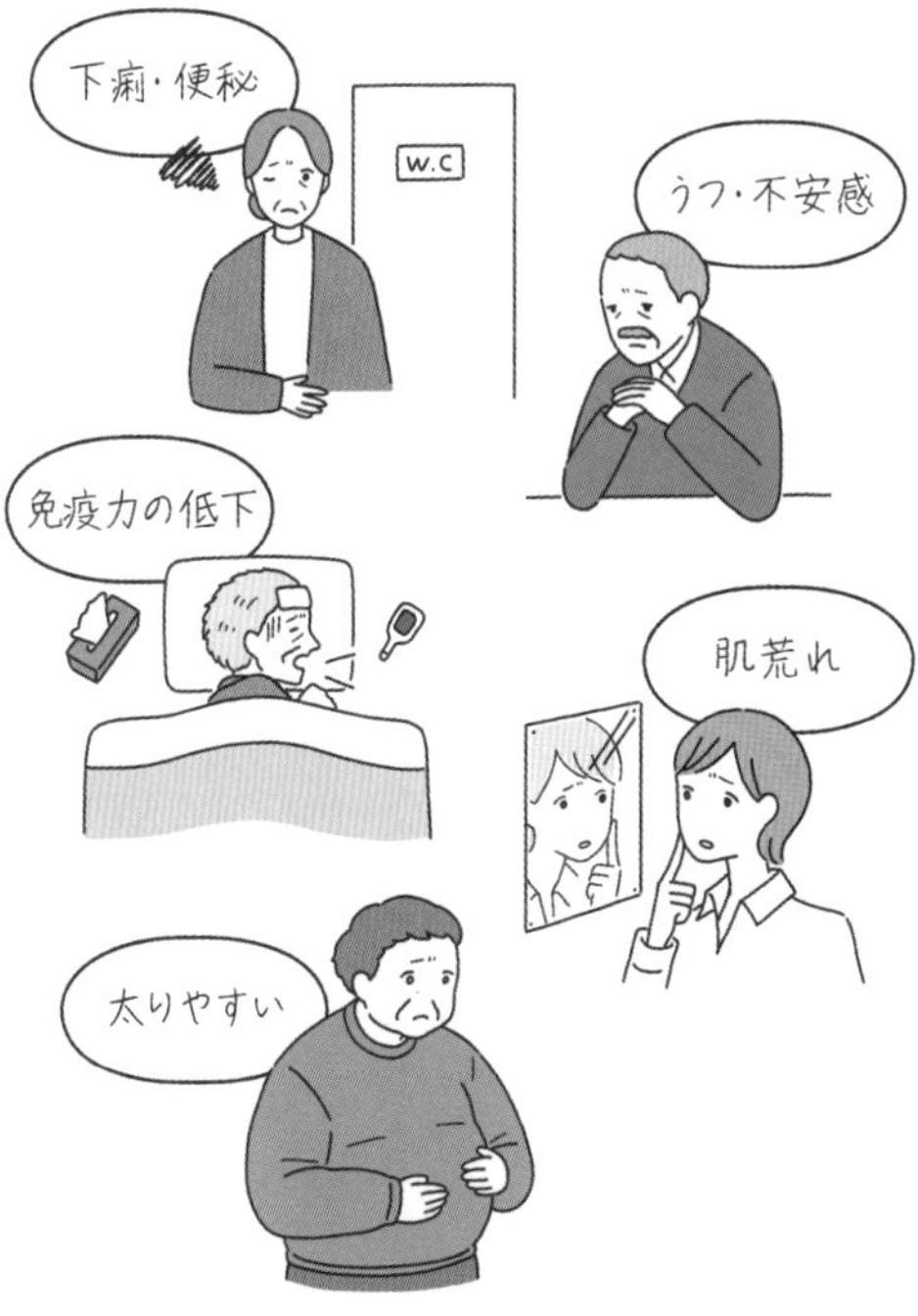
下痢・便秘
W.C
うつ・不安感
免疫力の低下
肌荒れ
太りやすい

腸内環境が悪化すると、下痢や便秘、うつや不安感、肌荒れなど、身体や心にさまざまな不調が現れてきます。

Point

- ▷腸内環境の悪化はさまざまな不調の原因になります。
- ▷腸内環境の悪化を放置するとさらなる重い病気に発展します。

腸内細菌

腸内細菌は、腸粘膜の表面にびっしりとすみ着き、人の健康を左右しています。その種類や構成は人それぞれ異なりますが、約1000種類、約100兆個、重さにすると約1~2kgもの腸内細菌が私たちの腸の中に存在し、さまざまな重要な働きをしています。

腸内細菌は、私たちが食べる物の栄養素などをエサとして増殖していきます。小腸の終わりから大腸にかけての腸の壁一面に、腸内細菌がびっしりと種類別に分布しています。

これを顕微鏡で見たときにまるでお花畑のように見えることから、「腸内フローラ」と呼ばれています。**腸内フローラ**は、食物を発酵させ、身体によい働きをする物質を作る有用菌（善玉菌）、食物を腐敗させ、発がん物質や毒素など悪いものを作る悪用菌（悪玉菌）と、そのときどきで役割を変える中間菌（日和見菌）で形成されています。有用菌、悪用菌、中間菌の理想バランスは、2：1：7と言われています。

腸内フローラのイメージ

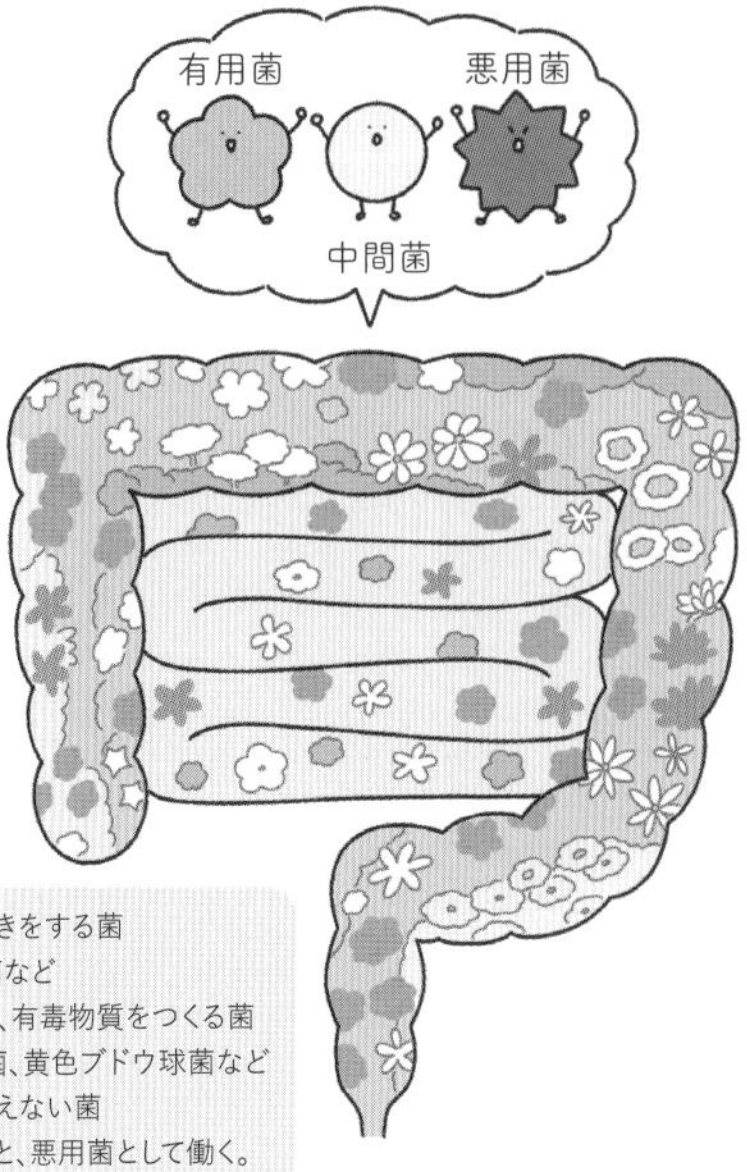

有用菌…ヒトの身体によい働きをする菌
乳酸菌、ビフィズス菌など
悪用菌…腸内を腐敗させたり、有毒物質をつくる菌
大腸菌、ウェルシュ菌、黄色ブドウ球菌など
中間菌…有用とも悪用ともいえない菌
免疫力が衰えてくると、悪用菌として働く。

約1000種類、約100兆個の腸内細菌が種類ごとに分かれて、腸粘膜の表面にびっしりと集団を作る様子は、まるでお花畑（フローラ）のように見えます。

Point

▷腸内細菌は腸の働きに深く関与しています。

▷腸内フローラは、有用菌、悪用菌、中間菌で形成されています。そのバランスは2：1：7が理想と言われています。

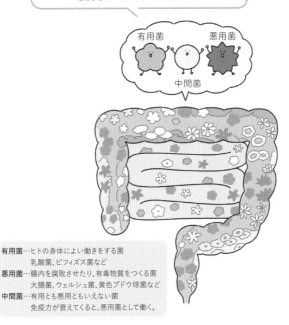

腸内細菌の働き

腸内細菌は、人が消化できないものを消化したり、人が作れない栄養素を作り出したりすることができます。そのマルチな働きは驚異的です。食物繊維など胃や小腸で消化できないものを腸内細菌は発酵し消化します。その過程で**短鎖脂肪酸という物質を作ります**。この物質もさまざまな健康効果をもたらすことが最近わかってきました（詳しくは32頁）。また、ビタミン類（B_1・B_2・B_6・B_{12}・VKなど）や、アンチエイジング成分のポリアミン、抗酸化作用のある水素も腸内細菌が作っています。**セロトニンは、精神を安定させるため「幸せホルモン」と呼ばれていますが、この合成にも腸内細菌が関与しています**。

腸には身体全体の70%の免疫細胞が集まっていますが、腸内細菌はこの免疫機能を鍛える役割も果たしていることが明らかになっています。**腸内細菌は単なる腸の居候ではなく、人の健康維持に欠かせない、重要な存在**なのです。

人と腸内フローラの共生

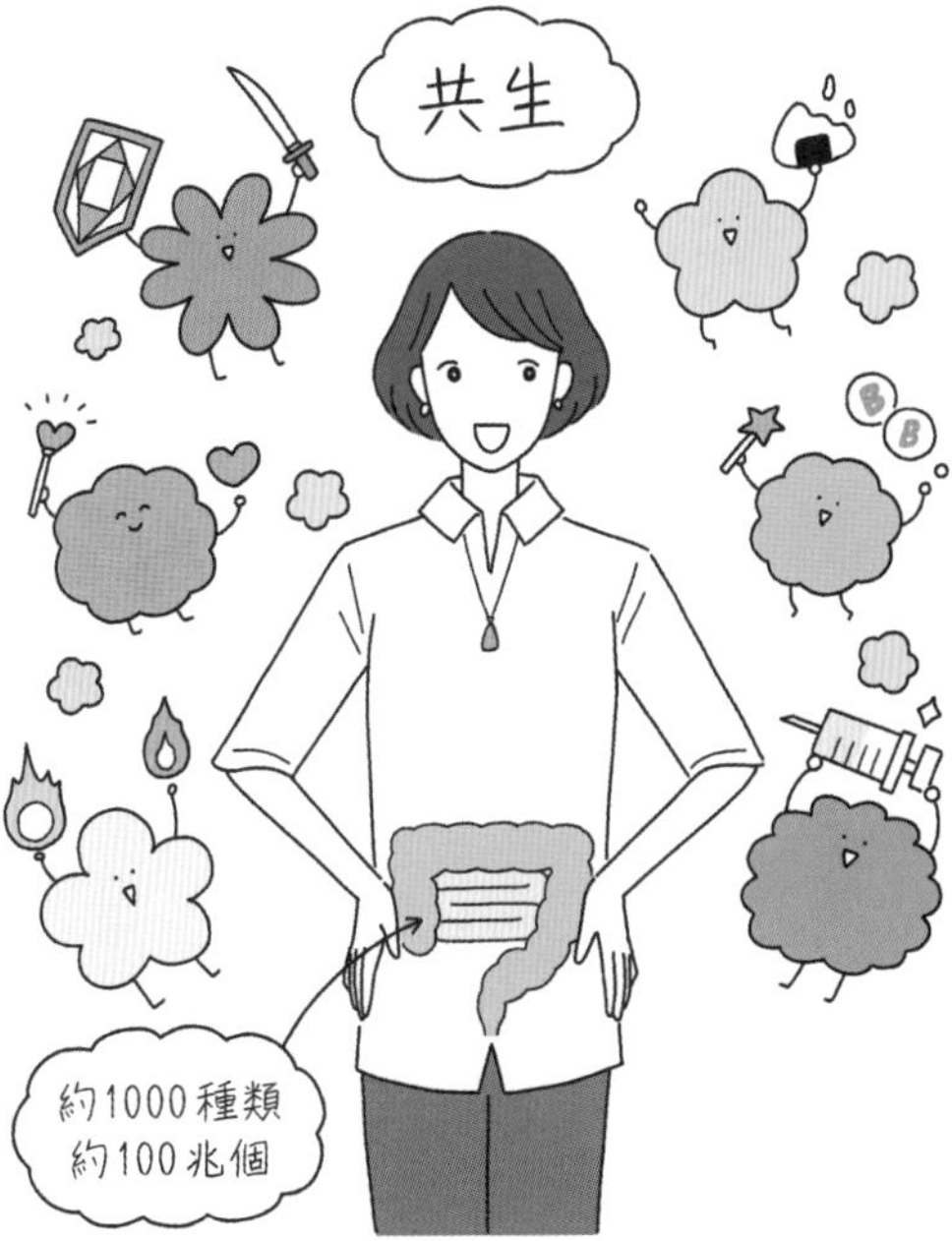

腸内細菌は単なる腸の居候ではなく、人の健康維持に欠かせない、たくさんの働きを担う重要な存在です。

Point

▷人が合成できないビタミンやホルモンの材料などさまざまな物質を腸内細菌が作っています。

腸の老化

　腸も年をとり、老化します。腸の老化とは、加齢による腸の機能低下と腸内フローラの変化のことです。腸の老化によって、便を押し出す力が弱まり、腸内に便が長く留まると、有害な腐敗物質がたまり便のにおいがきつくなります。便は硬く量も減り、ひょろひょろ細い便になったりします。腸の老化によるビフィズス菌などの有用菌の減少や、悪用菌増加などの＊腸内フローラの変化も便秘の原因です。

　また、腸のバリア機能の低下による免疫力の低下は、腸の炎症や感染しやすくなる状態を引き起こします。さらに有害な腐敗物質が腸管から吸収されて、全身にさまざまな不調が生じやすくなり、老化も加速します。

　あなたは実年齢よりも老けて見られませんか？　腸の老化は、今後の健康や老化・寿命にまで影響するかもしれません。**食習慣、生活習慣を見直して、腸内環境を整え、腸の老化をくい止め、若々しく生活しましょう。**

＊年齢による腸内フローラの変化は個人差があります。

その症状、腸の老化が原因では？

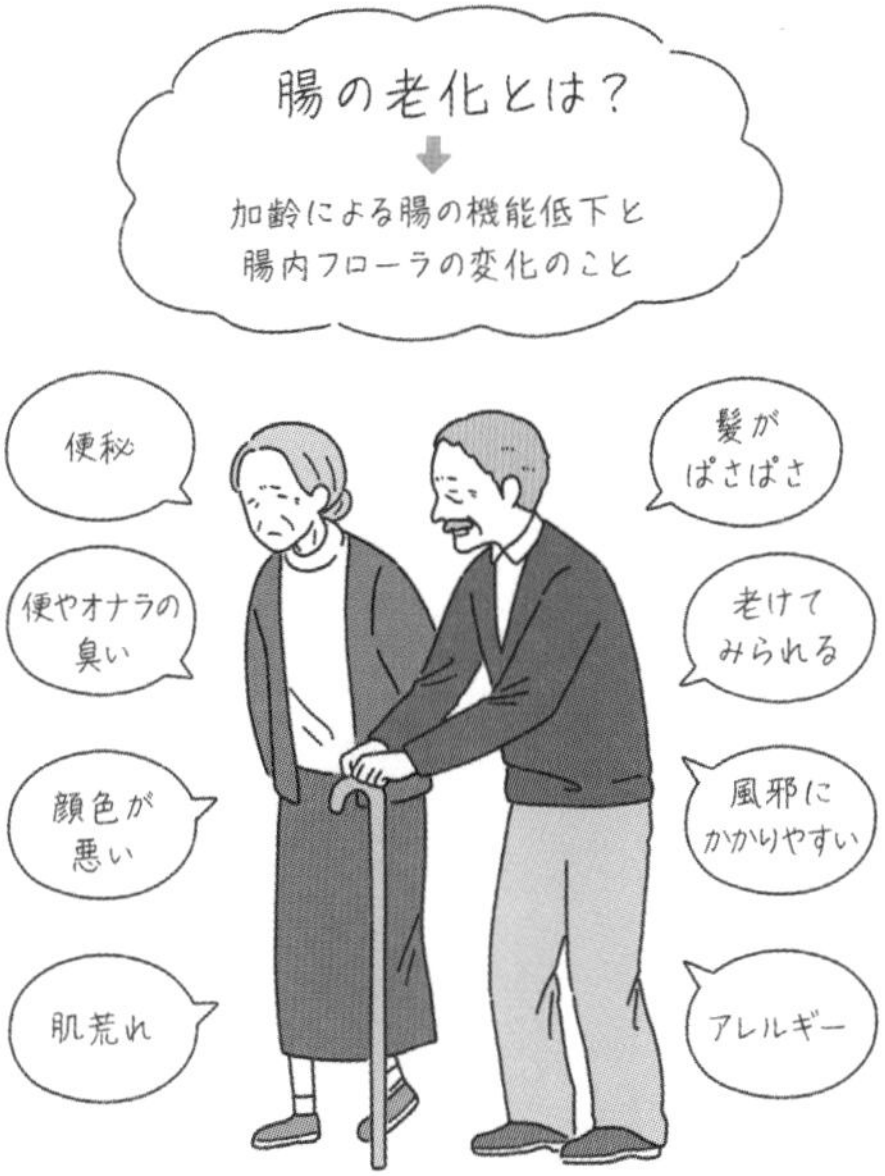
腸の老化とは？
加齢による腸の機能低下と
腸内フローラの変化のこと
便秘
便やオナラの臭い
顔色が悪い
肌荒れ
髪がぱさぱさ
老けてみられる
風邪にかかりやすい
アレルギー

腸も年齢とともに老化して、働きが弱くなり、腸内フローラが変化します。今悩んでいる不調は腸の老化が原因かもしれません。食習慣・生活習慣の見直しを！

Point

▷腸の老化で、腸の機能は低下し、60 歳を超える頃からビフィズス菌などが減少するなど腸内フローラも変化します。

▷腸の老化はさまざまな不調や病気の原因になります。

脳腸相関

腸は「第二の脳」と呼ばれています。以前は、脳が全身の機能を支配していると考えられていましたが、腸に独自の神経ネットワークがあり、脳からの指令がなくても単独で活動できることがわかってきたからです。

　また、脳と腸は、神経やホルモンなどを介して、お互いに影響を及ぼし合っています。たとえば、「緊張するとおなかがキリキリ痛む」という経験は、脳で感じたストレスが腸に影響しています（脳→腸）。「便秘が続くと気分が晴れず、憂うつになる」という経験は、腸の不調が脳に影響しています（腸→脳）。このような**脳と腸が相互に影響し合う関係は「脳腸相関《のうちょうそうかん》」と呼ばれています。**

　便秘や下痢、腹痛が慢性化する過敏性腸症候群という病気があります。これは、脳の強いストレスに腸が反応して、過敏になってしまった状態と考えられています。過敏性腸症候群は脳腸相関がもたらす病気の代表例です。

理想の脳腸相関イメージ

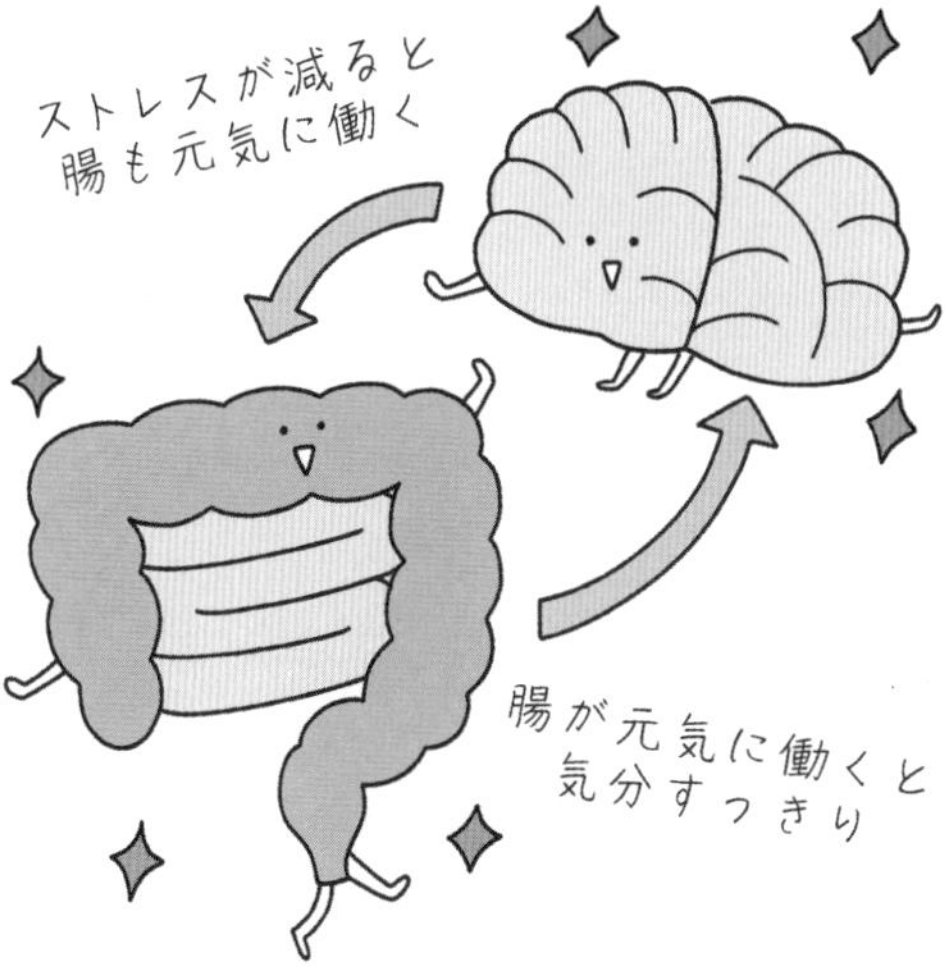
ストレスが減ると
腸も元気に働く
腸が元気に働くと
気分すっきり

脳と腸が双方向に影響を及ぼし合う関係を「脳腸相関」と呼びます。脳と腸が元気に影響し合う脳腸相関が理想です。脳と腸、見た目も似ていますね。

Point

▷腸は脳からの指令なしに単独で活動できる「第二の脳」です。

▷脳と腸は相互に影響し合う「脳腸相関」の関係にあります。

幸せホルモンのセロトニン

うつ病も脳腸相関の影響を受けています。**腸の状態が悪く、便秘が続くと、うつ病を引き起こしやすくなります。**また、うつ病になると便秘や下痢などの腸トラブルに悩まされる人が多くなることもわかっています。うつ病は人間の情緒に影響し、「幸せホルモン」と呼ばれる脳内セロトニンが少なくなった状態です。セロトニンは、精神を安定させる作用があり、セロトニンが増えると幸せな気持ちになり、朝の目覚めもよくなります。感情・気持ちにかかわるホルモン（脳内神経伝達物質）の多くが腸で作られていますが、セロトニンもその一つです。

体内のセロトニンの90％は腸で作られ、腸内セロトニンは腸の働き（ぜん動運動）に関与しています。一方で、脳内セロトニンは2％とわずかです。セロトニンの合成に腸内細菌が関与しているので、脳内セロトニンを減らさないためには、腸を整えて腸内細菌がよく働けるようにサポートすることが大切です。

セロトニンの理想の状態

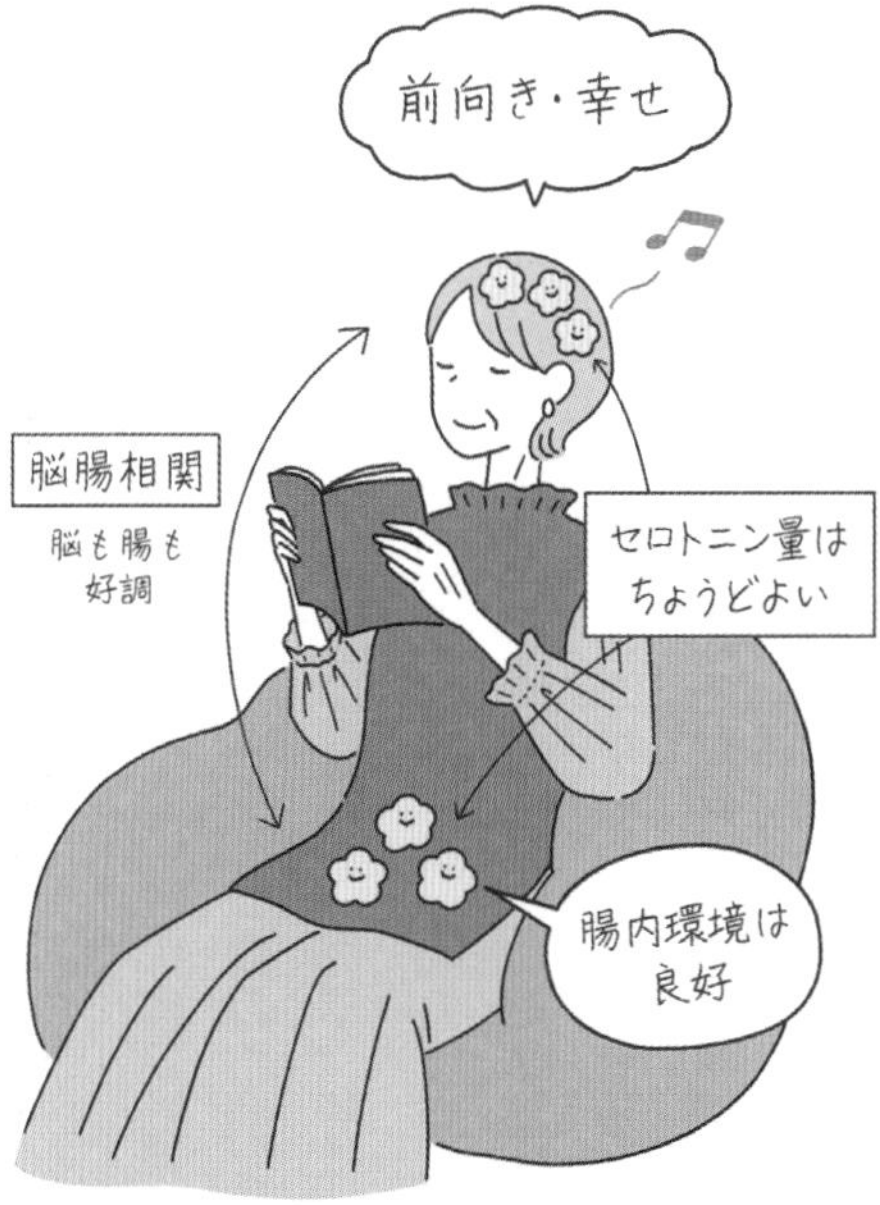
前向き・幸せ
脳腸相関
脳も腸も
好調
セロトニン量は
ちょうどよい
腸内環境は
良好

気持ちが不安定なときは、腸内環境の改善を始めましょう。腸が整うと、腸から脳へよい影響が伝わり、腸内細菌もよく働きます。セロトニンも増えて、前向きで幸せな気持ちをサポートするでしょう。

Point

▷幸せホルモン（セロトニン）を作るのには腸内細菌の働きが必要です。

▷腸内環境は感情・気持ちに影響します。

注目の短鎖脂肪酸

短鎖脂肪酸は、腸内細菌が食物繊維やオリゴ糖などを発酵する過程で作り出す物質です。近年、短鎖脂肪酸のさまざまな健康効果が明らかになり、注目を集めています。

短鎖脂肪酸が増えると腸内が酸性に傾きます。悪用菌は酸性を嫌うため、増殖が抑えられて、腸内フローラが整います。短鎖脂肪酸は大腸の重要なエネルギー源にもなり、大腸粘膜を丈夫に保ち、バリア機能が強化されます。このため免疫も強化されて炎症やアレルギーが抑えられます。また、血中コレステロールの抑制、食欲抑制などの作用も見られています。このように、短鎖脂肪酸は、腸の中から全身への影響を含めて、身体によいことばかりしてくれるスーパーな物質です。

短鎖脂肪酸を増やすためには、短鎖脂肪酸を作るビフィズス菌や酪酸産生菌などの腸内物質が多い方がよく、腸内環境を良好に保つことが大切です。また、**食物繊維やオリゴ糖が発酵する過程で作られるので、それらを含む食品を多く食べましょう。**

腸内細菌が作り出す短鎖脂肪酸の健康パワー

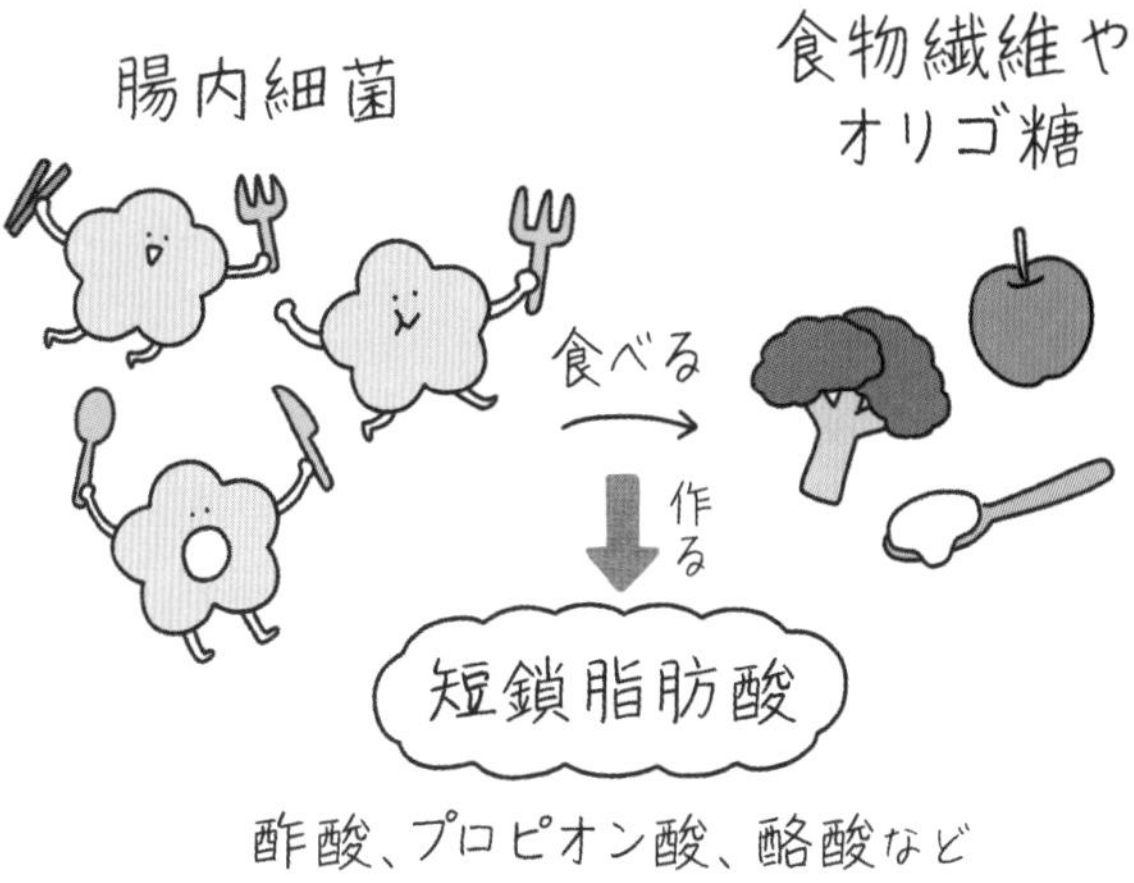

短鎖脂肪酸には、悪用菌の増殖抑制、腸粘膜の強化、バリア機能強化、免疫機能強化、炎症やアレルギー抑制、血中コレステロール抑制、食欲抑制など、さまざまな効果があります。

Point

▷腸内細菌が作り出す短鎖脂肪酸の健康パワーが注目されています。

▷短鎖脂肪酸を増やすには、腸内環境を良好に保ち、食物繊維やオリゴ糖を多く食べましょう。

腸内フローラの多様性

病気になりにくく健康的であるためには、腸内フローラにたくさんの種類の菌が存在し、腸内に多様性が保たれていることが重要です。1つの種類の有用菌が増えたり、悪用菌が全くなくなるということは、腸内フローラの多様性が低くなり、腸にとってはよいことではありません。**腸内に多種類の腸内細菌がいるからこそ、腸内細菌同士がお互いに助け合うことができ、身体のさまざまな要求やアクシデントに対応することができる**のです。また、悪用菌であっても、状況によってはよい働きをする場合もあります。

腸内フローラの多様性の低下は、糖尿病などの生活習慣病や花粉症などのアレルギー疾患、炎症性腸疾患やがんのある方に見られ、健康に悪影響を及ぼすと考えられています。

腸内フローラの多様性を高めるためには、腸内環境が喜ぶバラエティーに富むたくさんの種類の食材を食べることが何よりも肝心です。

腸内フローラの多様性と健康への影響

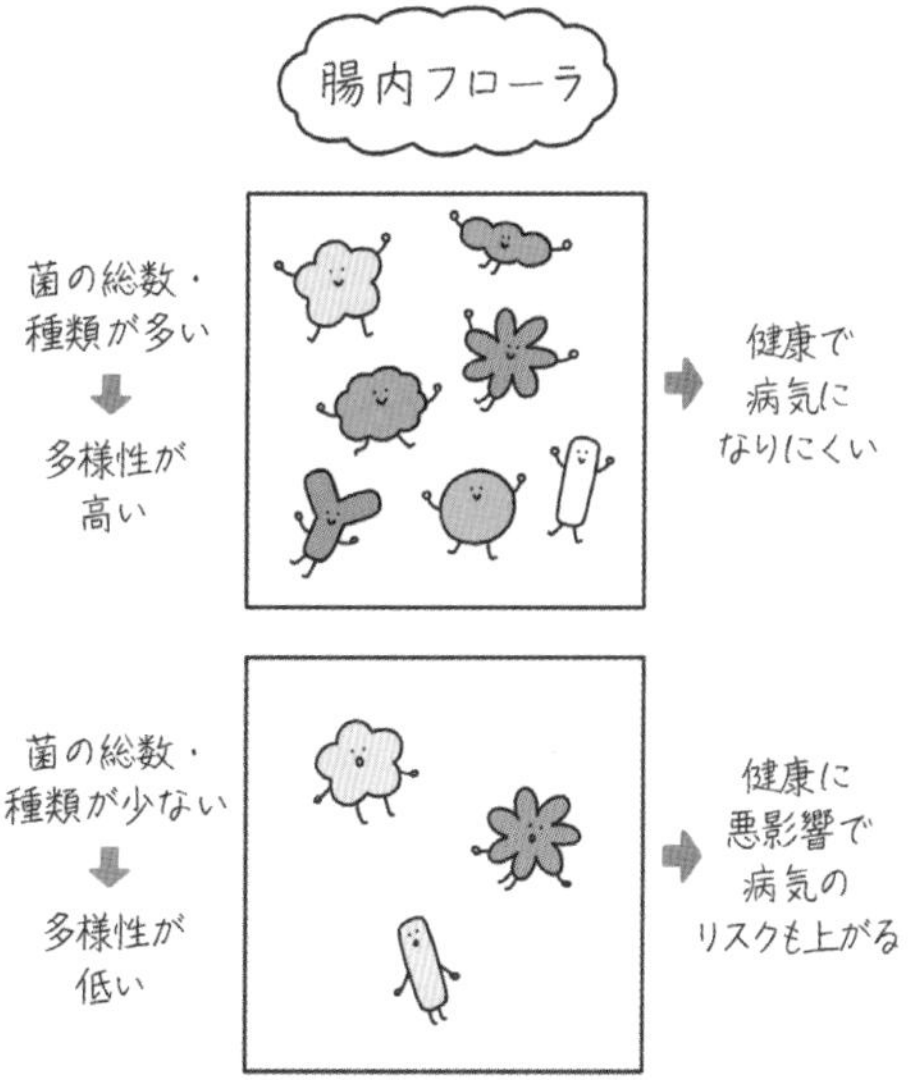

人との交流が少ないと
腸内フローラの多様性も低くなる?!

腸内フローラの多様性が高いと病気になりにくく健康で、多様性が低いと、健康に悪影響があり、病気のリスクが上がると考えられています。腸内フローラの多様性に、人との交流の多さが影響しているかも?!

Point

▷腸内フローラの多様性が人の健康の決め手。

▷悪用菌をゼロにするのではなく、多様性が鍵。

3歳までが育菌の勝負

腸には約1000種類の腸内細菌がすんでいますが、いつ、どのように常在する菌の種類は決まるのでしょう。

実は、生まれてから3歳までには腸の中の腸内細菌が決まると言われています。決まった後は、基本的には菌の種類は変化しません。後からとり込む菌は定着できずに、排泄されます。丈夫な身体を作るためには、腸内に多種類の菌がすんでいる状態がよいことがわかっています。赤ちゃんが何でもなめるのは、本能的に身の回りの物をなめて、いろいろな菌をとり入れて、自分の健康を守ろうとする行為なのです。その観点から考えれば、除菌しすぎるなど、清潔志向になりすぎないことも大切です。

菌が定着する3歳までが勝負です。土いじり、海や山での遊び、プールにお祭りと、たくさんの人や生き物と接して、**できるだけ多くの種類の菌に触れ合うようにしましょう**。多種多様のバラエティーに富む腸内フローラを育ててあげましょう。

3歳までにたくさんの菌に触れること

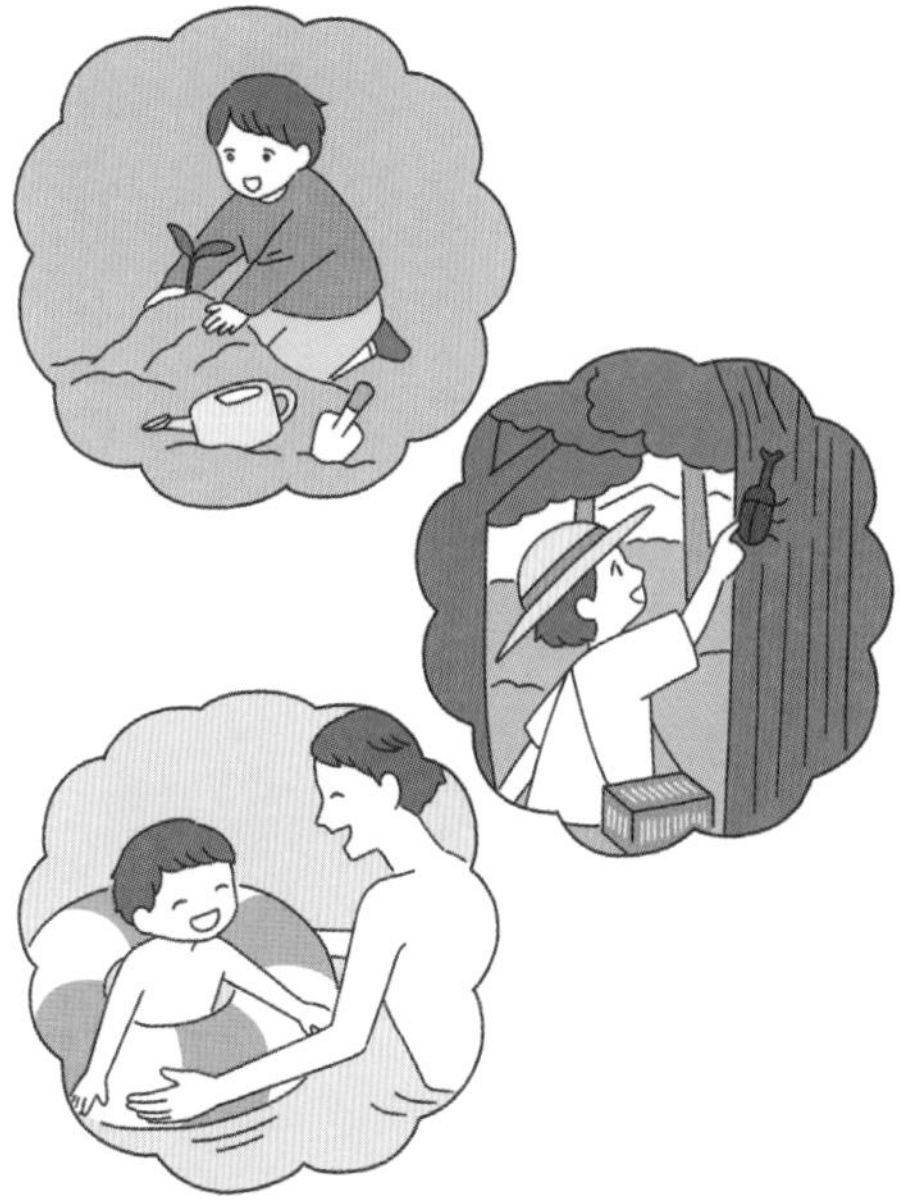

土いじり、海や山、プールにお祭りと、できるだけ多くの菌に触れましょう。そうすると、多種多様な菌が存在する腸内フローラに育ちます。

Point

▷腸内フローラの菌の種類は3歳までに決まります。

▷3歳までにたくさんの菌に触れて、腸内フローラの多様性を高めましょう。

通過菌と死菌体

生きた乳酸菌やビフィズス菌など、食品やサプリメントからとり入れても、腸内フローラの常在菌の種類は3歳までに決まるため、腸内に定着できません。

外からの菌は、数日で体の外に出ていくので「**通過菌**」と呼ばれ、基本は毎日とらないとその効果が期待できません。また、死んだ状態の「**死菌体**」で食品などに含まれている場合も多いのですが、死菌体に作用がないわけではなく、死菌体の種類によるさまざまな有用性も見られています。**死菌体の作用を期待してとり入れる場合も、毎日とり入れることが基本です**。血清コレステロール低下、記憶力維持、免疫機能の維持といった具合に、特定の作用をうたう特定保健用食品（トクホ）や機能性表示食品も続々と登場しています。気になれば試してみるのもよいでしょう。

一方、普段の習慣を改善して、すでに腸に存在する有用菌を守り育てることも大切です。2～5章を参考に実践しましょう。

乳酸菌や納豆菌は腸を通過する通過菌

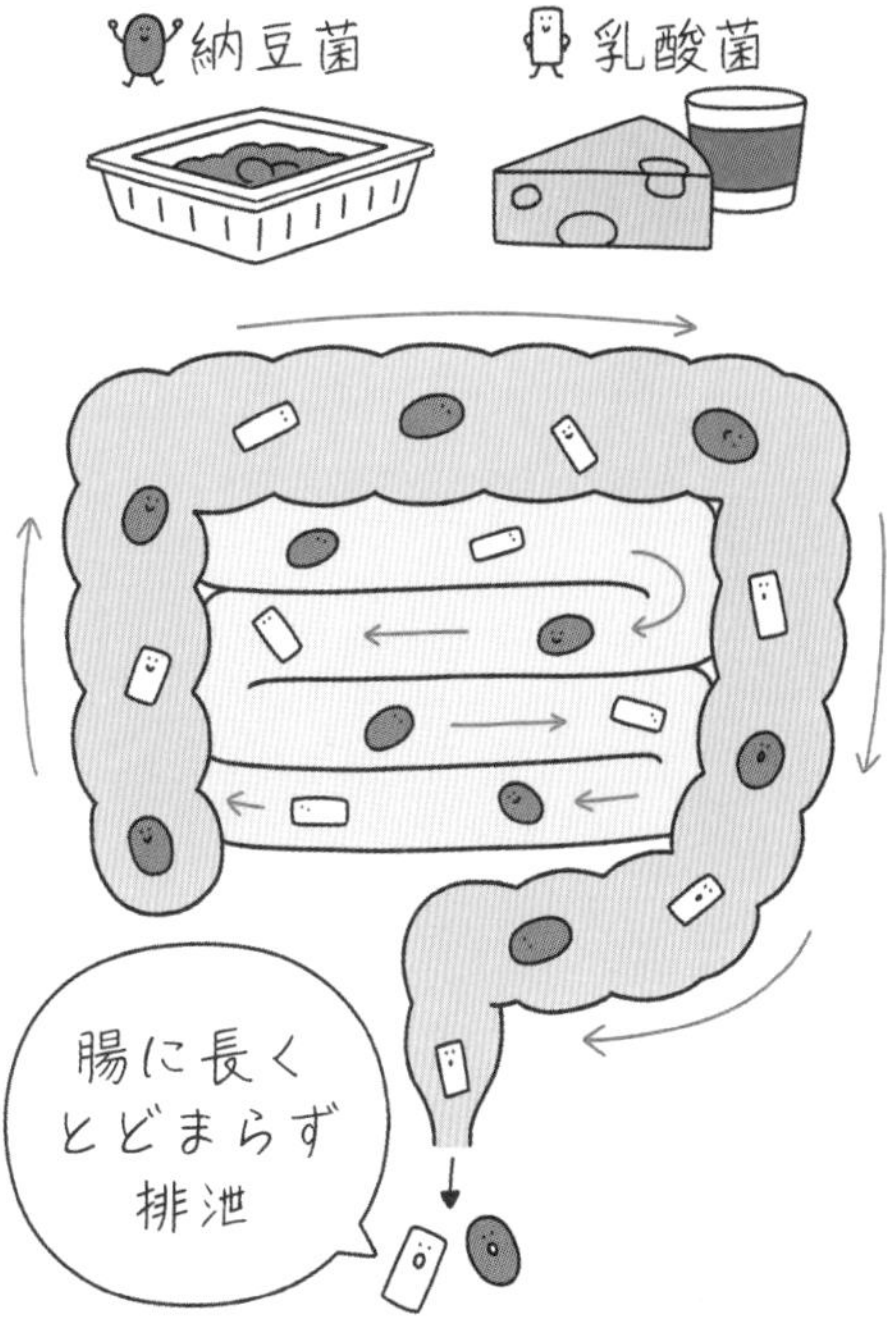

外からとり入れる乳酸菌や納豆菌などは、腸に定着することはできずに通過します。その効果を期待するには、毎日とり入れることが基本です。

Point

▷通過菌や死菌体の作用を期待するなら、毎日の摂取が基本です。

腸内フローラの乱れ

腸内に約１０００種類すむ腸内細菌は、種類ごとにグループを作り、熾烈な縄張り争いをしていて、腸内フローラのバランスは日々変化しています。

腸内フローラは、食習慣、老化、ストレス、薬などに影響を受けます。お肉中心の欧米寄りの食事は、悪用菌に有利な環境を作り、悪用菌はたちまち増殖して腸内フローラを乱します。

精神的なストレスは、腸の動きを悪くし(28頁)、腸内フローラは乱れて下痢や便秘などを引き起こします。年齢を重ねると、有用菌が減る一方で、悪用菌が増える傾向があり、老化も腸内フローラを乱す原因です。腸内フローラも加齢に伴い老化するので、年をとると腸のケアはより必要になります。

腸内フローラの乱れは万病のもとです。食物繊維たっぷりの和食、ストレスケア、適度な運動など有用菌が好む腸内フローラのケアにとり組みましょう。

腸内細菌の縄張り争い

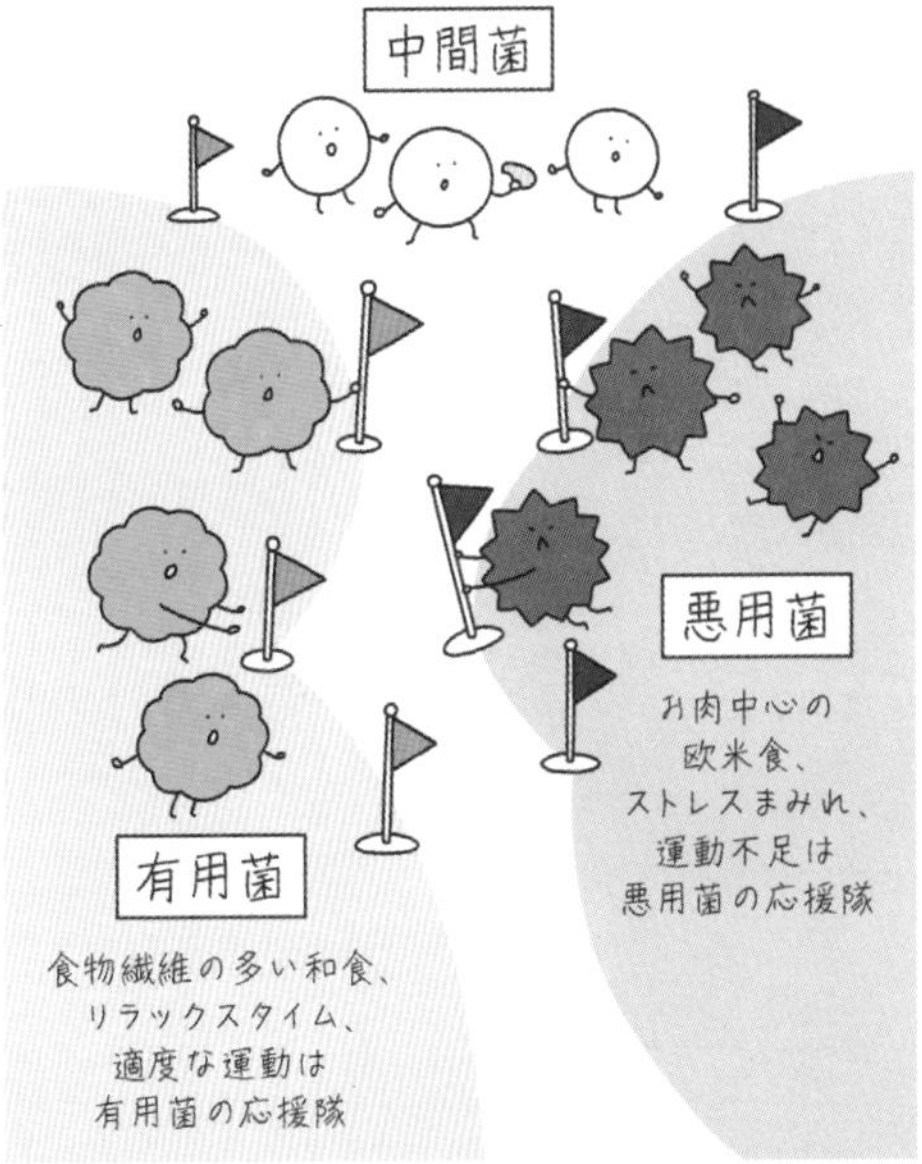

腸内フローラのバランスは日々変化します。食物繊維を多く含む和食、リラックスなどストレスケア、適度な運動などが、有用菌が優位になる環境を作ります。

Point

▷腸内フローラは、食習慣、ストレス、老化、薬などの影響で乱れます。

▷腸内フローラを整えるために、和食、ストレスケア、適度な運動が大切です。

認知症と腸内フローラ

近年、**認知症と腸内フローラの関連性が次々と明らかになり、注目を集めています。**

認知症のある人、ない人で、腸内フローラのタイプが異なることがわかってきました。腸内細菌が作る物質の中には、脳の炎症を引き起こし、認知機能低下の原因になるアンモニアなどが報告されています。軽度認知障害をもつ患者さんに特徴的な腸内フローラの異常が認められ、長期間続くと慢性的な神経炎症がすすみ、最終的に認知機能の低下につながる結果も出ています。

また、認知障害に関連する腸内フローラの男女差も認められ、女性は男性よりも認知症になる人が多い傾向があるようです。

食事内容では、**認知症のない人は、ある人よりも、魚介類、きのこ、大豆、コーヒーを多くとっていました。**これらの食品は腸内細菌によい影響を及ぼしているのかもしれません。認知症の急激な増加は日本社会の大きな課題です。認知症予防のために、食事の習慣など見直して、腸内フローラを整えましょう。

認知症のない人が、認知症のある人より多く食べていたもの

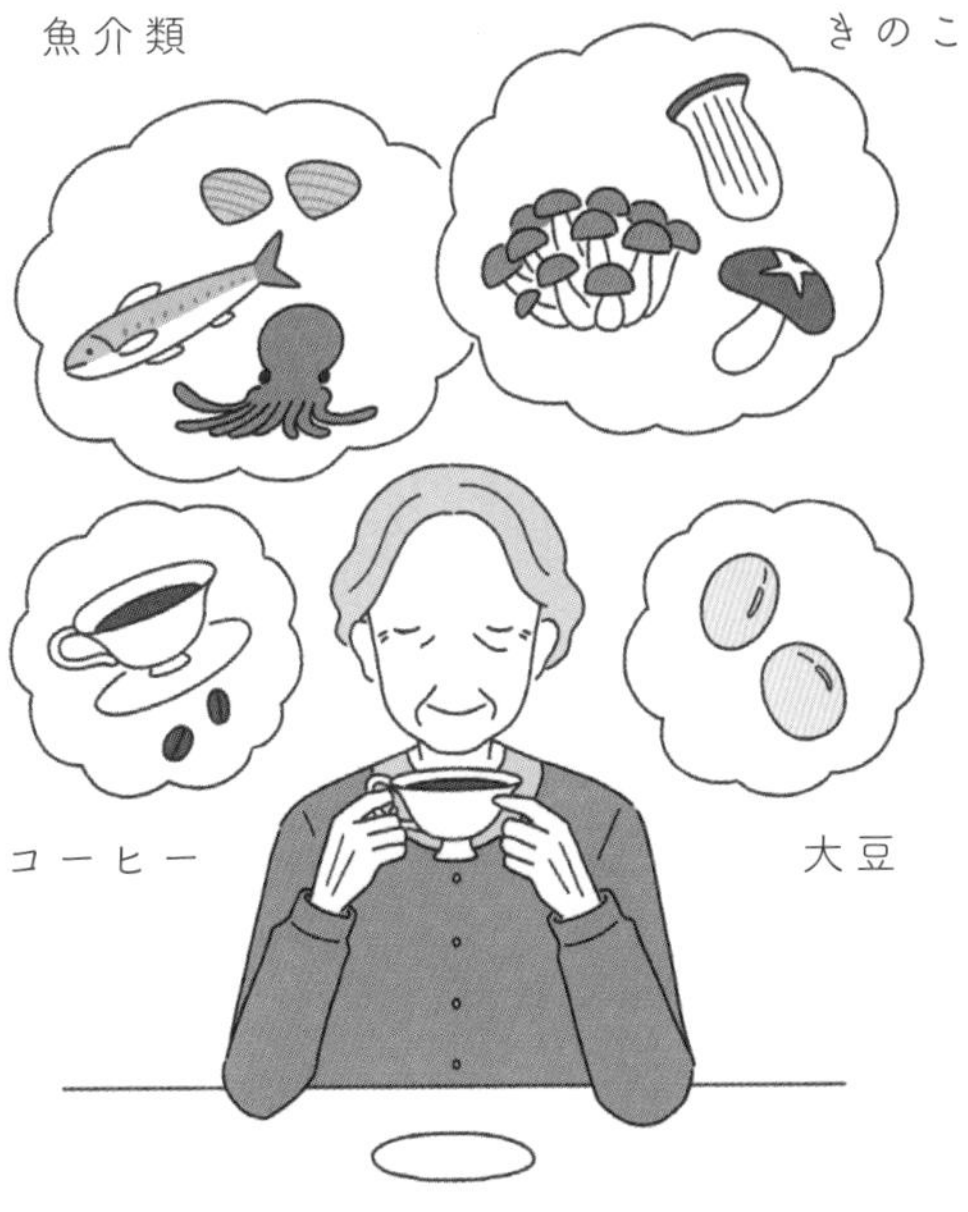

認知症のない人は、認知症のある人よりも、魚介類、きのこ、大豆、コーヒーを多くとっていました。

Point

- ▷アンモニアなどの腸内細菌が作る物質は認知機能の低下と関連しています。
- ▷認知症予防のために、食事の習慣などを見直して、腸内フローラを整えることが 大切です。

腸と睡眠

　私たちの眠気は、脳で作られる睡眠ホルモン「メラトニン」により感じられます。メラトニンの分泌は体内時計に管理されているので、不規則な生活で体内時計が乱れると、睡眠に影響します。毎朝、朝日を浴びて体内時計をリセットしましょう。規則的な食事も体内時計の調整に役立ちます。**腸内細菌はメラトニン作りにも関与しています。また、腸内フローラの多様性が高く、バランスがよい人は、睡眠の質と睡眠時間の向上や、途中覚醒が少なくなることがわかっています。**睡眠の悩みがある人は腸活もとり入れましょう。

　1つ留意点として挙げますと、健康でも高齢になると睡眠が浅くなり、中途覚醒や早朝覚醒が増加します。体内時計も老化するためにリズムが変わり、早寝早起きにもなります。年齢を重ねると睡眠が変化するのは自然なことで、受け入れることも大切です。睡眠薬の中には便秘の副作用もあるので、安易な使用は避けた方がよいでしょう。

睡眠の改善ポイント

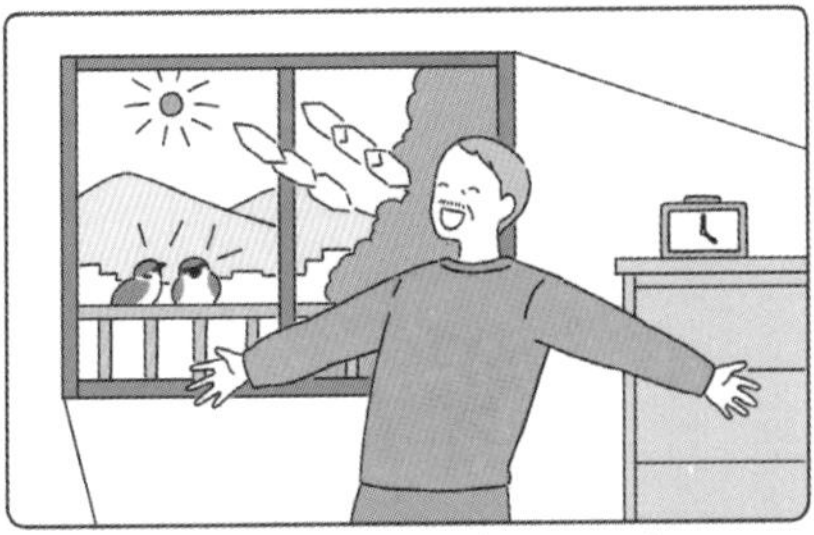

同じ時間に起床して朝日を浴びる

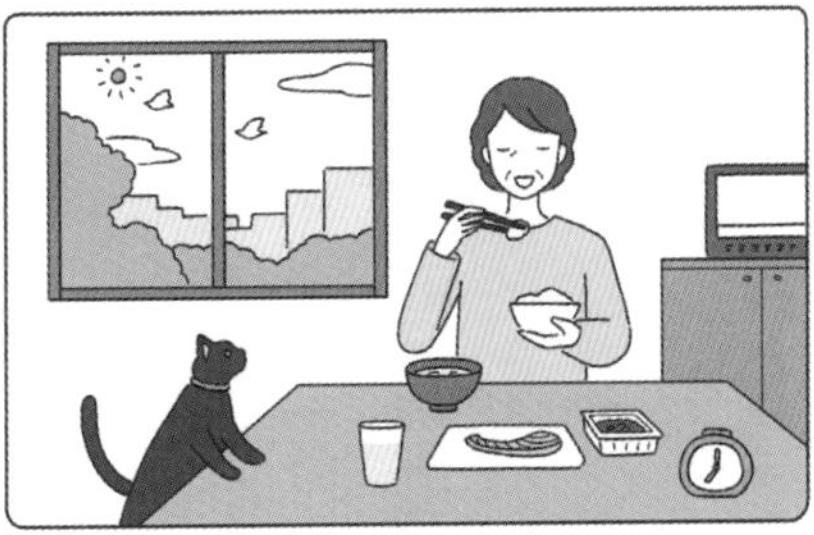

同じ時間に3食規則正しく食べる

良質な睡眠のためには、体内時計と腸内フローラを整えることです。睡眠の変化を老化現象と受け入れることも必要です。

Point

▷体内時計と腸内フローラを整えることが睡眠の質と睡眠時間に影響します。

▷体内時計を整えるために、朝日を浴びて、3食規則正しく食べましょう。

腸の健康が大腸がんを防ぐ

大腸がんは、50歳代から増え始め、60～70歳代の高齢者に発症しやすく、日本で増えています。一生のうちに男性は約10人に1人、女性は約12人に1人が大腸がんと診断される、身近な病気になっています。

大腸がんは、食事の影響が強く、肉食（高脂肪、高タンパク質）で、食物繊維の少ない食事の欧米化が発症に関与していると考えられています。米国の研究で炎症性の高い食品の1位は加工肉（ソーセージ、ベーコンなど）です。腸内フローラの乱れにより増える、フソバクテリウム菌が大腸がん発症に関与していることも明らかになっています。

大腸がんにならないために、腸内フローラの多様性とバランスを保つことがとても大切です。運動不足で腸の働きが悪くなり、便の通過時間が長くなって腸が発がん物質にさらされる時間が増し、大腸がんリスクが高まると言われています。予防には適度な運動も必要です。

大腸がんの予防習慣

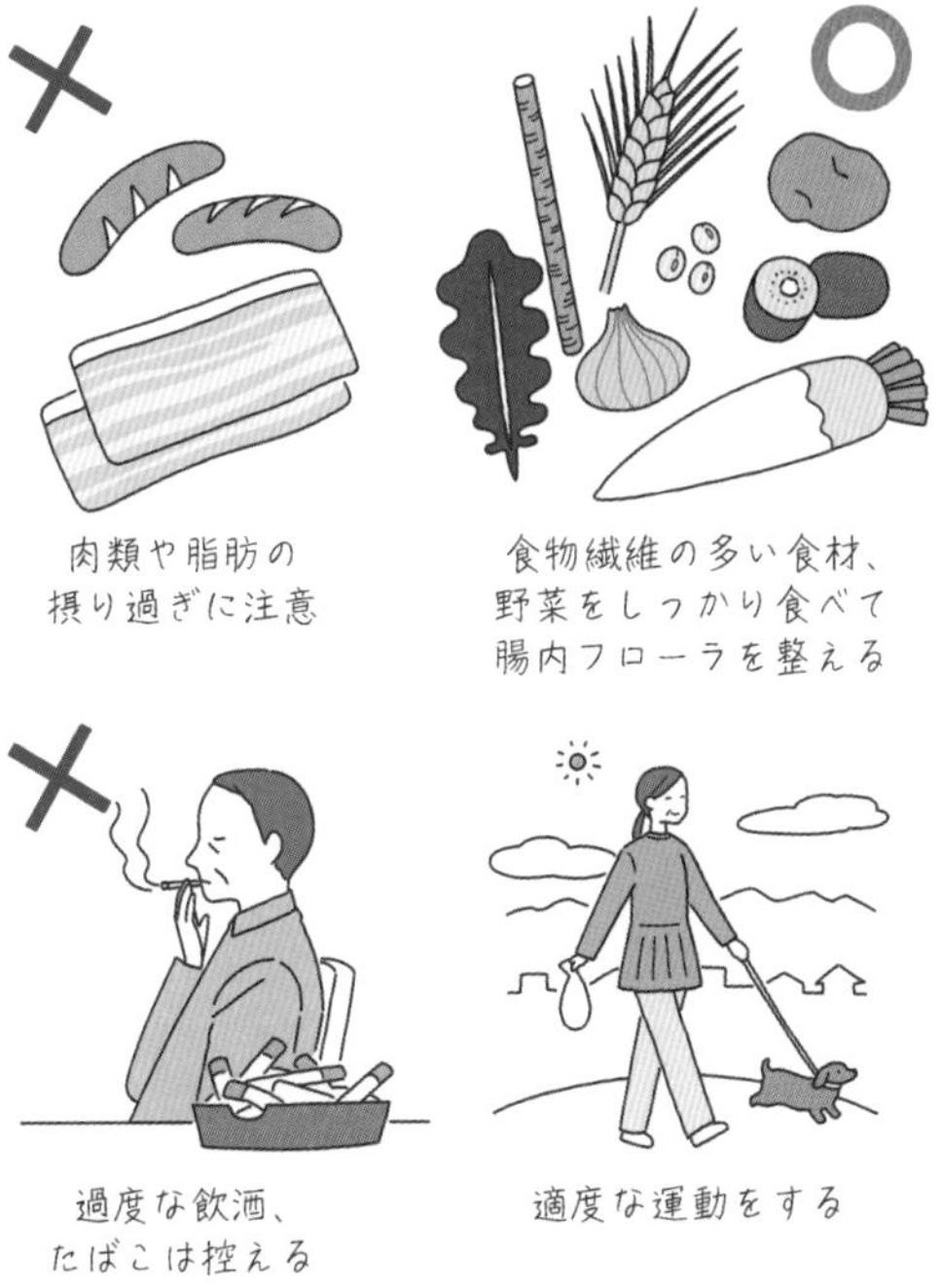
肉類や脂肪の
摂り過ぎに注意
食物繊維の多い食材、
野菜をしっかり食べて
腸内フローラを整える
過度な飲酒、
たばこは控える
適度な運動をする

大腸がんの予防には、野菜中心の食習慣と、適度な運動など、健康的な生活習慣が不可欠です。

Point

- ▷食生活の欧米化で日本人の大腸がんが増えています。
- ▷大腸がんにならないために、腸内フローラの多様性とバランスを保つことが大切です。

酪酸産生菌と長寿

100歳以上の長寿者が全国平均の約3倍の京都府京丹後市。この市と京都市都市部にいる高齢者の腸内フローラを比較した研究で、京丹後市では、酪酸を産生する腸内細菌（酪酸産生菌）が、京都市都市部よりも多くなっていることがわかりました。また、京丹後市の高齢者は、京都市都市部の高齢者にくらべて握力低下・歩行低下の人が非常に少ないこともわかりました。

酪酸は免疫力を高め、炎症を抑える働きがあり、酪酸産生菌が多いほど骨格筋量が多い傾向も見られています。

この研究から、**老化・長寿は、酪酸産生菌と関連している可能性**が高まりました。京丹後市の高齢者は、京都市都市部の高齢者とくらべて、**よく歩いて身体を動かしていること、3食規則正しく食べていること、水溶性食物繊維と野菜が多い食事内容であること、子や孫世帯との同居率が高いこと、**そして、**ご近所づき合いが多いこと**などの違いが見られ、これらすべてが長寿の秘訣と言えそうです。

長寿者の食習慣の秘訣

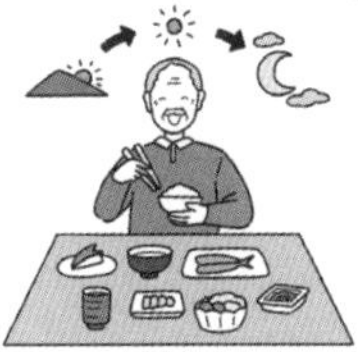

3食きちんと
規則正しく食べる

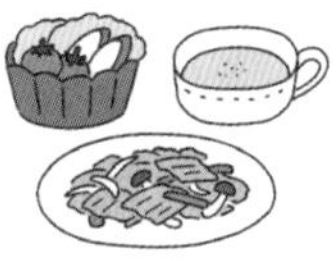

食物繊維たっぷり、
野菜中心

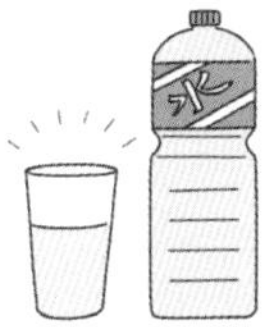

水分をしっかりとる

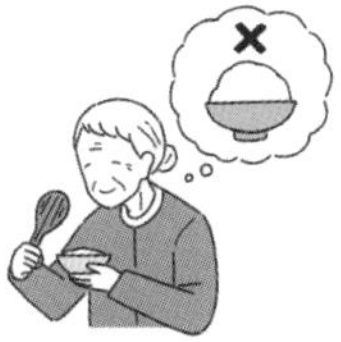

腹7-8分目の心がけ

京都市都市部と京丹後市の食習慣比較

	京都市	京丹後市
全粒穀物を毎日食べる	11%	27%
いも類を週に3回食べる	54%	80%以上
海藻類をよく食べる	44%	66%

京丹後市の高齢者は、全粒穀物、いも類、海藻類を多く食べていることがわかりました。肉はほとんどとらず、小魚などを食べていて、3食規則正しく、食物繊維たっぷりな食習慣を送っています。

Point

▷長寿の秘訣は、酪酸を産生する腸内細菌が多いことです。

▷食物繊維の多い食事、適度な運動、人とのかかわりも大切です。

便秘と下剤

慢性的な便秘は、さまざまな不調や病気（肌荒れ、口臭、頭痛、不眠、腰痛、糖尿病、大腸がんなど）**の原因になるため、便秘の放置は禁物**です。だからといって、安易な下剤の使用はいけません。下剤を常に使用すると、腸の働きが低下し、下剤依存症になり、自然な排便ができなくなります。そうなると、腸の動きが悪くなり、悪用菌が増え、便秘が悪化する悪循環が生じます。下剤の常用による認知症リスクの増加も指摘されています。下剤の使用は、緊急時のみにするのが得策です。

　便秘の原因は何でしょうか。不規則な生活、偏った食事、ストレスや運動不足、食事の量の少ないこと、そして腸の老化も原因になります。薬の副作用で便秘になることもあります。まずは原因と思われることを改善することが必要です。その上で食物繊維や発酵食品などを意識した食事で大腸の動きを促せば、便秘解消に向かうでしょう。それでも症状が続くときは専門医に相談しましょう。

理想的な排便姿勢

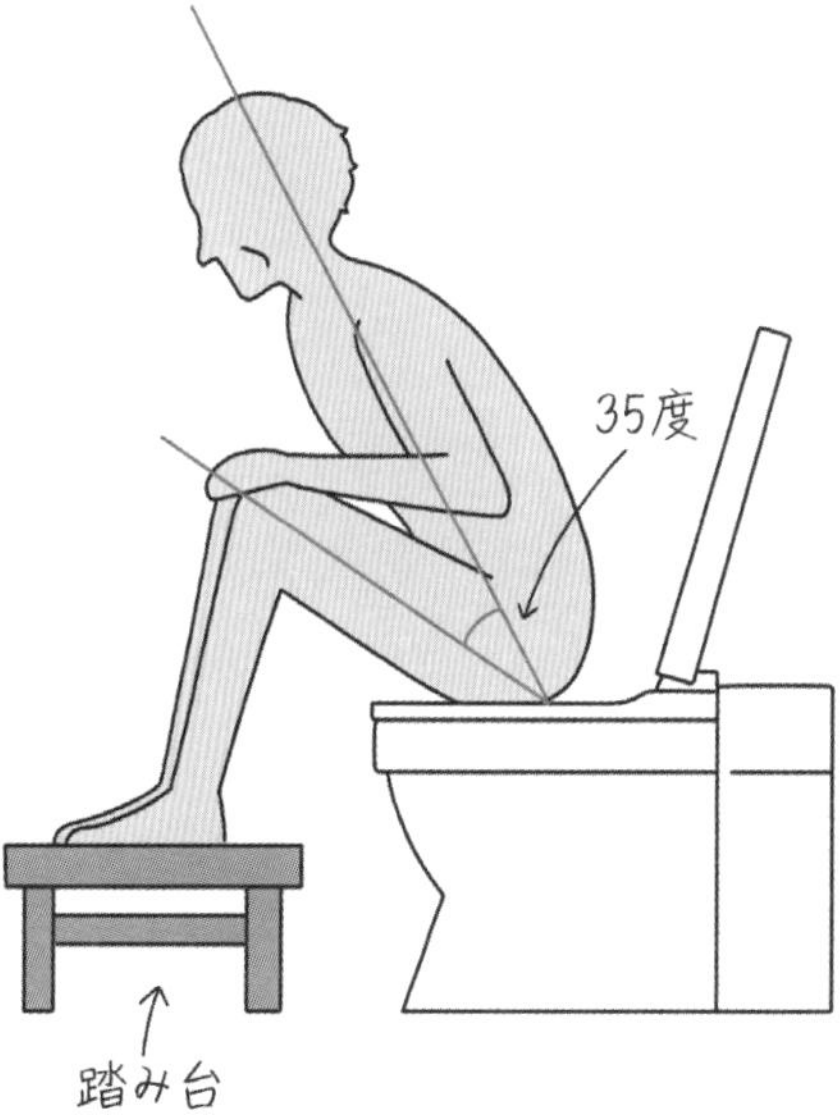

上半身はやや前かがみ、踏み台に足をのせ、膝の位置を上げると、理想的な排便姿勢の完成です。決まった時間に排便する習慣をつけましょう。朝食後は大腸が活発に動くので、排便のチャンスです。

Point

▷便秘が続くと、さまざまな不調や病気につながります。便秘の放置は禁物です。

▷下剤の常用にもリスクがあります。下剤に頼らない便秘対策を始めましょう。

Column

薬と腸内フローラ

薬の中には、腸内フローラを乱すものがあります。日本人約４２００人の腸内細菌の研究で、薬の腸内フローラへの影響は、食事や生活習慣よりも強く、消化器疾患の治療薬は、抗生物質よりも強い影響を示しました。

胃薬や胸やけの治療によく使われる胃酸分泌抑制薬（プロトンポンプ阻害薬）は、胃酸を減らすために、通常胃酸で死滅する病原菌などが大腸に到達し、このことが腸内フローラを乱す原因になっていると思われます。２カ月以上の長期使用は避けるべきですが、使用する場合は腸内フローラのケアをより積極的に行いましょう。

年齢が上がると病気の数が増えて、薬の数も増えがちです。睡眠薬、精神安定剤、抗うつ薬などの一部の薬に、腸の働きを抑えるため便秘の副作用が出る場合があります。抗生物質も含め下剤など、他にも腸内フローラに影響する薬があるため、医師と相談してできるだけ薬は減らしましょう。

第2章

腸が整う食習慣

食習慣を見直して腸を整える

腸内環境は、食事や運動、睡眠などの影響を受けて日々変化しますが、何を食べるかにより最も影響を受けると考えられています。**腸内環境を整えるには、食習慣の見直しがとても大切**です。

食習慣を改善すると、最短で約2週間、平均で約4週間で腸によい変化が見られると言われています。**腸内環境が改善すると、消化吸収がよくなり、免疫力が上がります。体も心も健康になり、肌もきれいになる**など、多くの恩恵が期待できます。逆に悪用菌のエサとなる動物性食品を食べ続けるなど悪い食習慣になると、あっという間に腸内環境が乱れ、長く続くとさまざまな体調不良や病気を引き起こし、老化や寿命にも影響します。

何を食べるかによって、腸内環境が影響を受けて変化すること、それが心身の健康に大きく反映されることを心に留めておきましょう。それでは、腸内環境を整える食習慣のエッセンスを早速学んでいきましょう。

腸が元気になる食習慣

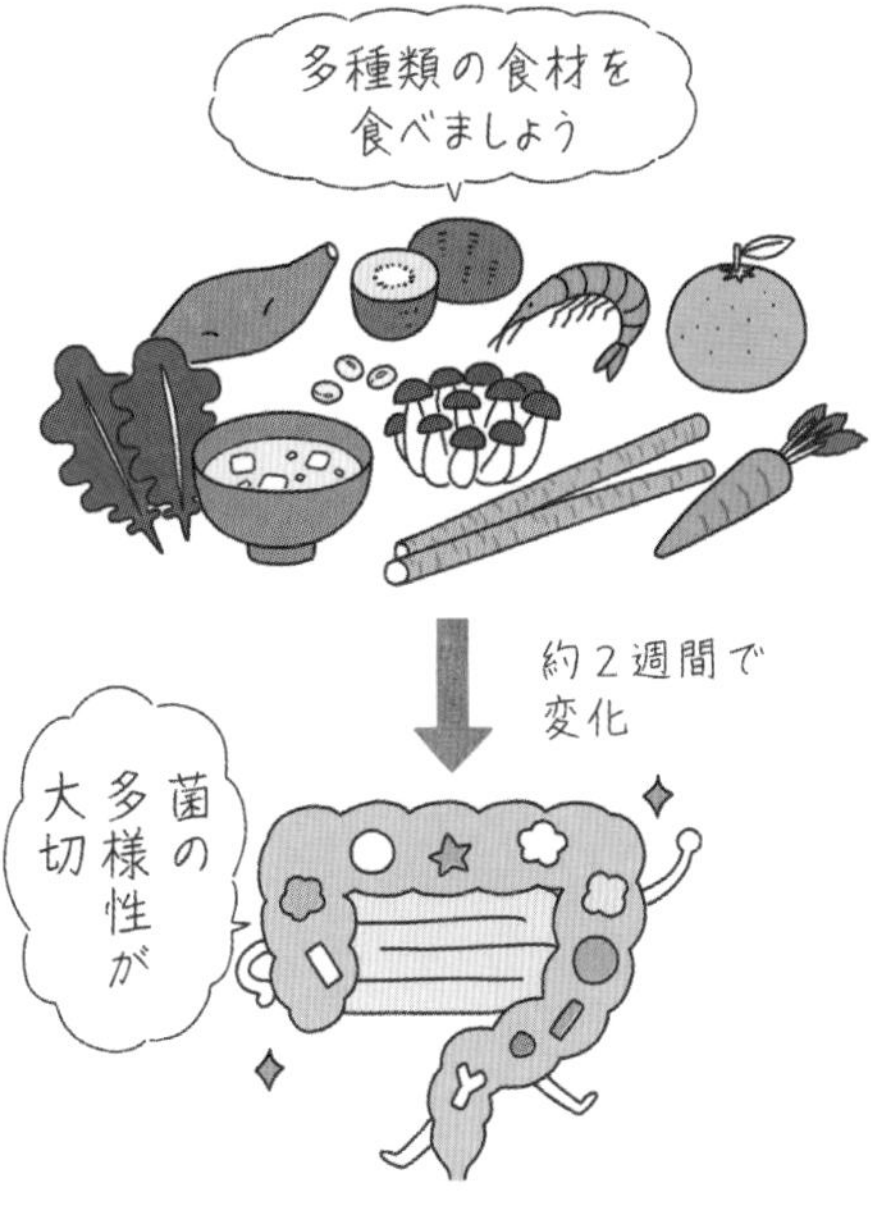
多種類の食材を
食べましょう
約2週間で
変化
菌の多様性が大切

腸内環境を整えるには、食習慣の見直しが効果的です。
腸が喜ぶものを食べると 腸は元気になっていきます。

Point

▷食習慣を改善して腸が元気になると、身体も心も健康に、肌もきれいに変化します。

▷食習慣の改善から約2〜4週間後に、腸内環境によい変化が見られます 。

重要な食物繊維

腸に最も重要な栄養素は食物繊維です。食物繊維は消化液で分解されずに大腸まで届き、腸内細菌のエサになるからです。食物繊維と聞くと、細いスジ状の食材（ごぼう、ふき、さつまいもなど）をイメージするかもしれませんが、実際はもっといろいろな種類があります。

食物繊維は水に溶けやすい水溶性と溶けにくい不溶性があります。水溶性は、わかめ、なめこ、納豆などネバネバ、トロトロした食材や、大麦などに多く含まれます。発酵しやすく、腸内細菌のエサとして適しており、便を軟らかくしてスムーズな排便を促します。

不溶性は、豆類、いも類、甲殻類などに多く、腸の運動を促し、便の量を増やし、便秘解消を助けます。腸内細菌のエサとなるには、発酵のしやすさが鍵です。最近は発酵性・非発酵性と分類することもあります。水溶性のほとんどが発酵性で、不溶性の多くは非発酵性ですが、米ぬか、小麦の外皮など、発酵するものもあります。

腸が元気になる食習慣

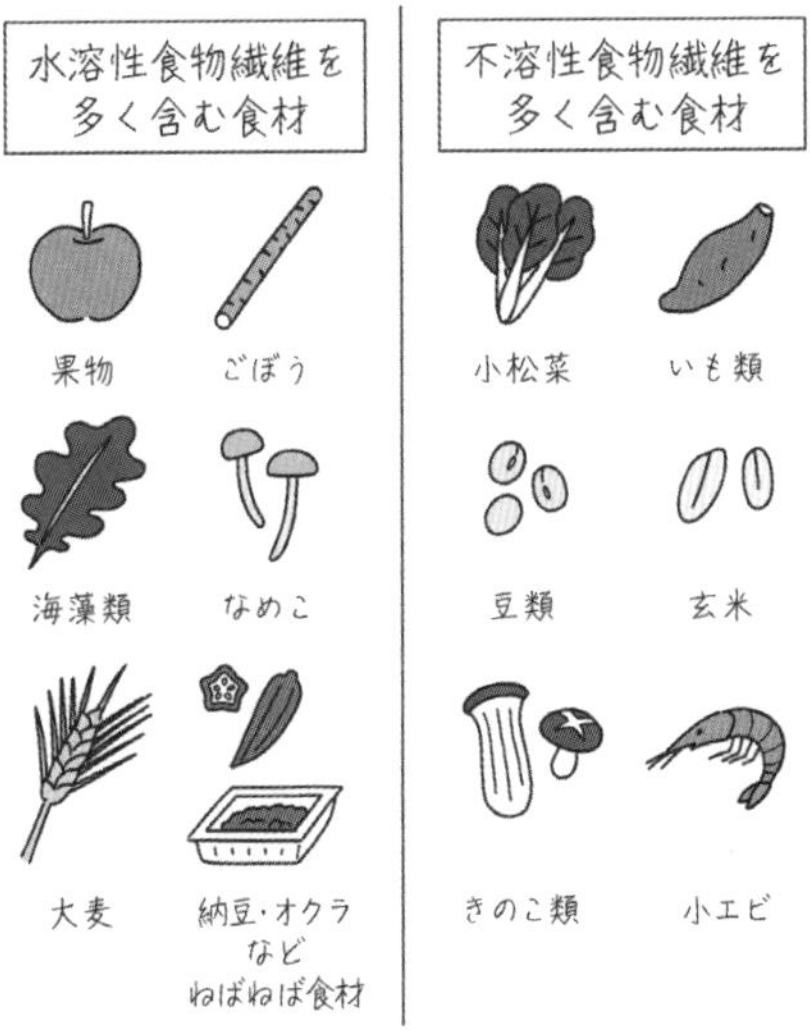
水溶性食物繊維を
多く含む食材
果物
ごぼう
海藻類
なめこ
大麦
納豆・オクラ
など
ねばねば食材
不溶性食物繊維を
多く含む食材
小松菜
いも類
豆類
玄米
きのこ類
小エビ

発酵しやすく、腸内細菌のエサとして適している。便を柔らかくしてスムーズな排便を助ける。

発酵しにくい食材が多い。便のかさを増し、腸の運動を促す。

水溶性食物繊維は、わかめ、ひじきなど海藻類、なめこ、納豆、オクラ、大麦などに、不溶性食物繊維は、豆類、いも類、甲殻類などに多く含まれます。

Point

▷腸内環境を整えるのに最も重要な栄養素は、大腸まで届く食物繊維です。

▷水溶性と不溶性の２種類の食物繊維をバランスよく、積極的に食べましょう。

日本人は食物繊維が足りない

現代の**日本人は全世代で食物繊維の摂取が不足しています。**食事の欧米化で、米や大麦など雑穀の消費が少なくなったことが、不足の大きな理由と考えられています。

国が推奨する1日の食物繊維摂取量は、成人男性で21g以上、成人女性で18g以上ですが、全世代で目標量をとれていません。特に20〜40代が顕著で、たとえば20代男性では男性の目標21gに対して12・5g、20代女性では女性の目標18gに対して11・5gと非常に少なく、腸の健康にとっては深刻な状況です。

食物繊維不足は、大腸がん、炎症性腸疾患など大腸と関連する病気や、生活習慣病の増加を招きます。**不足している食物繊維を日々補うためには主食を変える**のが一番確実です。1日1食でも、白米を玄米・胚芽米・五穀米などに変えて、大麦などの雑穀もとり、パンを全粒粉にするのはいかがでしょう。食物繊維が腸内環境を整えて腸の老化も防いでくれます。「食物繊維を多く含む主な食材一覧」（184頁）を参考に、1日の目標を積極的にとりましょう。

全世代で不足している食物繊維

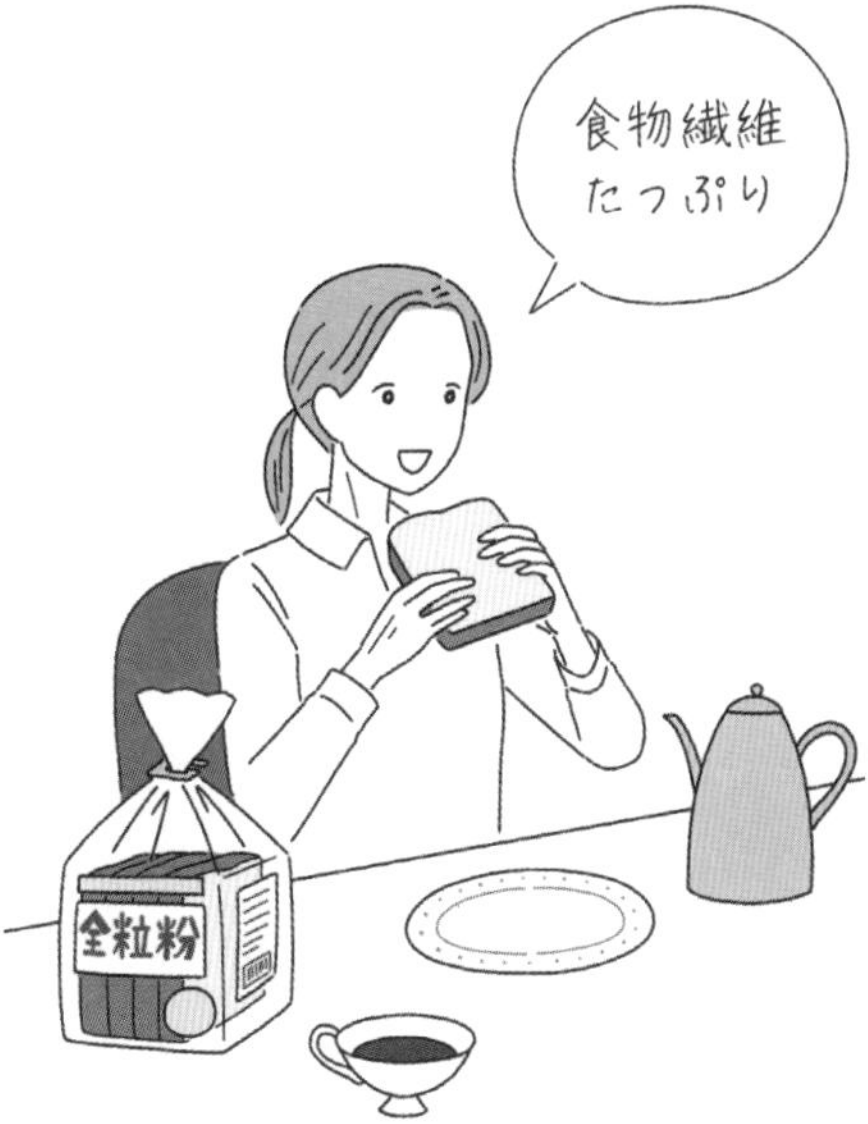

目標（男性 21g、女性 18g）に対して全世代で食物繊維が不足しています。生活習慣病やがん予防のためにも食物繊維が必要です。

Point

- ▷日本人の食物繊維摂取量不足は深刻。大腸と関連する病気や、生活習慣病の増加を招いています。
- ▷食物繊維不足を補うには主食に全粒穀物や雑穀をとり入れてみましょう。

大麦のすすめ①

大麦には水溶性と不溶性の食物繊維がバランスよく含まれ、**食物繊維の量は白米の17倍**と言われています。

大麦にはもち麦、米粒麦、押麦など複数の種類がありますが、その中で、もち麦は特に食物繊維が豊富で注目されています。モチモチとした独特の食感があり、炊いたときに粘りが出やすくおいしくいただけます。もち麦を、白米または玄米に混ぜて炊いて主食にしてみませんか？「もち麦ご飯」は、いつものお米に混ぜて炊くだけなのでとても簡単です。

「3割もち麦ご飯」を炊く場合は、米２合と同量の水（いつもの水加減）に、もち麦１００ｇ（米カップの約２／３）ともち麦分の水２００㎖を加えて軽くまぜて、一緒に炊飯器で炊くだけででき上がりです。

大麦には、便秘の改善や、血中コレステロールや血糖値を抑えるなど、さまざまな健康効果があることがわかっています。大麦はゆっくり消化されるので、満腹感が持続して、ダイエット効果もあります。

大麦（もち麦など）ご飯の基本の炊き方

①米を研ぎ、炊飯器の目盛りに合わせていつもと同じ水加減に。
②①に大麦（もち麦など）と大麦分の水を追加して、軽く混ぜます。
注：大麦は水洗いの必要はありません。白米と一緒に吸水してもOKです。

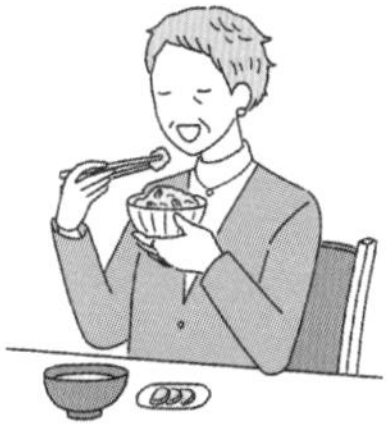

米と大麦の割合はお好みに合わせて変えてみましょう。
白米２合といつもと同じ水加減

＋

・1.5割大麦　大麦50gと水100ml
・3割大麦　大麦100gと水200ml
・5割大麦　大麦200gと水400ml

注1：大麦の水は、大麦の重さの2倍です。大麦 50g なら水 100g（100ml）
注2：大麦の分量を米カップで計る場合の目安：もち麦・米粒麦 50g は約1/3 カップ、押麦 50g は約2/5 カップ

Point

▷大麦の食物繊維は、白米の17倍。
▷日々の食物繊維を増やすため、主食の一部を大麦ご飯に置き換えましょう。

大麦のすすめ②

ゆで大麦もおすすめです。たっぷりのお湯で大麦をゆでるだけ。サラダに混ぜたり、スープやみそ汁に混ぜたり、いろいろな料理に使えます。ゆで大麦を冷凍保存できるため、食事のときに適宜白ご飯に混ぜたら、お茶碗1杯分から、食べたいときに大麦ご飯をいただけます。大麦の量もそれぞれの好みで調整できるので、家族で苦手な人がいても、大麦ご飯をあきらめなくて大丈夫です。

ゆで大麦は水気をしっかり切ってラップで包んだり、密封袋に入れたりして冷凍しましょう。氷用の製氷皿に小分けして冷凍しておくと、少しずつ使いやすくて便利。食物繊維不足を補うために、ゆで大麦も生活の一部にとり入れてみてください。

オーストラリアが国をあげ、10年かけて開発した**スーパー大麦「バーリーマックス®」は、一般の大麦よりも食物繊維の量と種類が多く含まれています。試してみるのもよいでしょう**。白米に混ぜて炊いたり、ゆでたりと大麦と同様に使えます。

ゆで大麦の作り方

①鍋に水を入れ、沸騰したら、大麦（ゆでたい量）を加えます。
②火を弱め、15~20 分、ときどきかき混ぜながらゆでます。
③ざるに上げ、流水でぬめりをとります。
④水気を切って、容器に移しましょう。

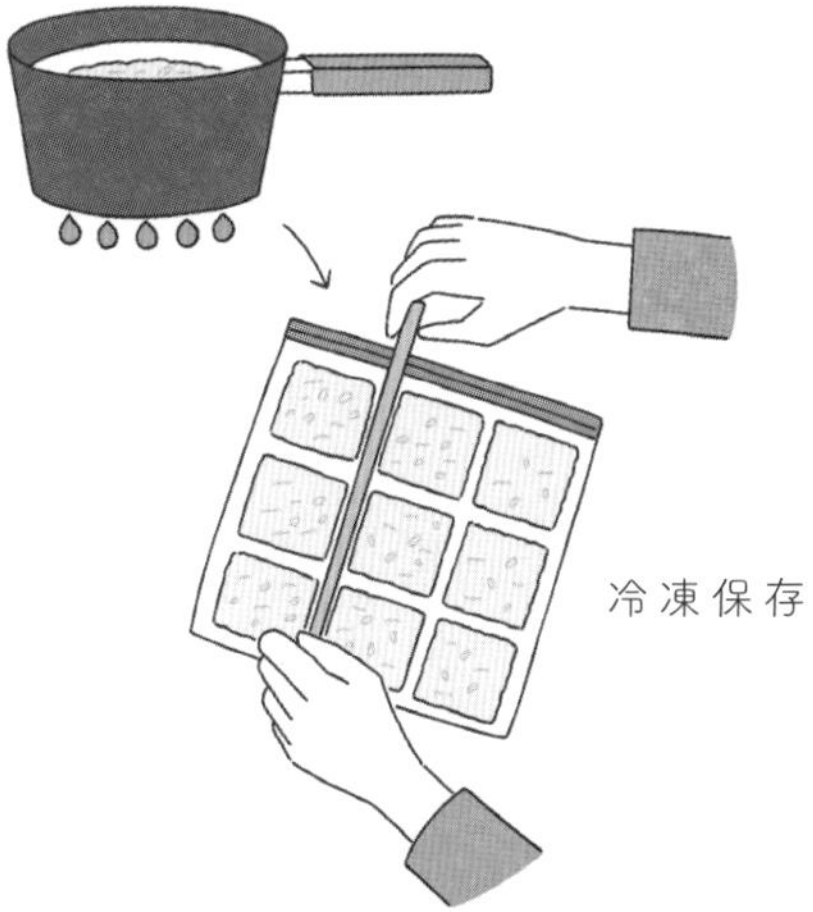

ゆで大麦を多めに作って冷凍保存しておくと、いつでも使えて便利です。ゆでた大麦を水気を切って密封袋に入れ、薄い板状にのばします。お箸で絵のように筋目を入れて冷凍しましょう。筋目を割って使えます。

Point

▷お湯でゆでるだけのゆで大麦を作って冷凍しておき、日々の食習慣にとり入れましょう。

1日1食から始める全粒穀物

白米は、他の穀物とくらべて食物繊維がとても少なく、白米100gあたりの食物繊維はわずか0・5gです。大麦9・6gとくらべると17分の1、玄米3・0gとくらべると13分の1になります。白米をせっせと食べても、1日の食物繊維の摂取量はほとんど増えません。

　意外にも小麦粉には同じ100gで2・5gと多めで、小麦全粒粉は、11・2gとさらに豊富に含まれています。不溶性食物繊維が多いですが、発酵性食物繊維も含まれているので有用菌のエサになります。

　1日1食からでも、白米を玄米に、または白米に大麦など雑穀を混ぜるなど、食物繊維を増やす努力をしましょう。パンも全粒粉を選び、パスタを作るときには全粒粉パスタを使ってみるとよいでしょう。玄米は、圧力釜で圧量をかけて炊くと、ふっくらもっちりとおいしくなります。玄米に大麦などの雑穀や小豆などの豆類を加えて炊くと、栄養価も上がり味も変わって楽しめます。

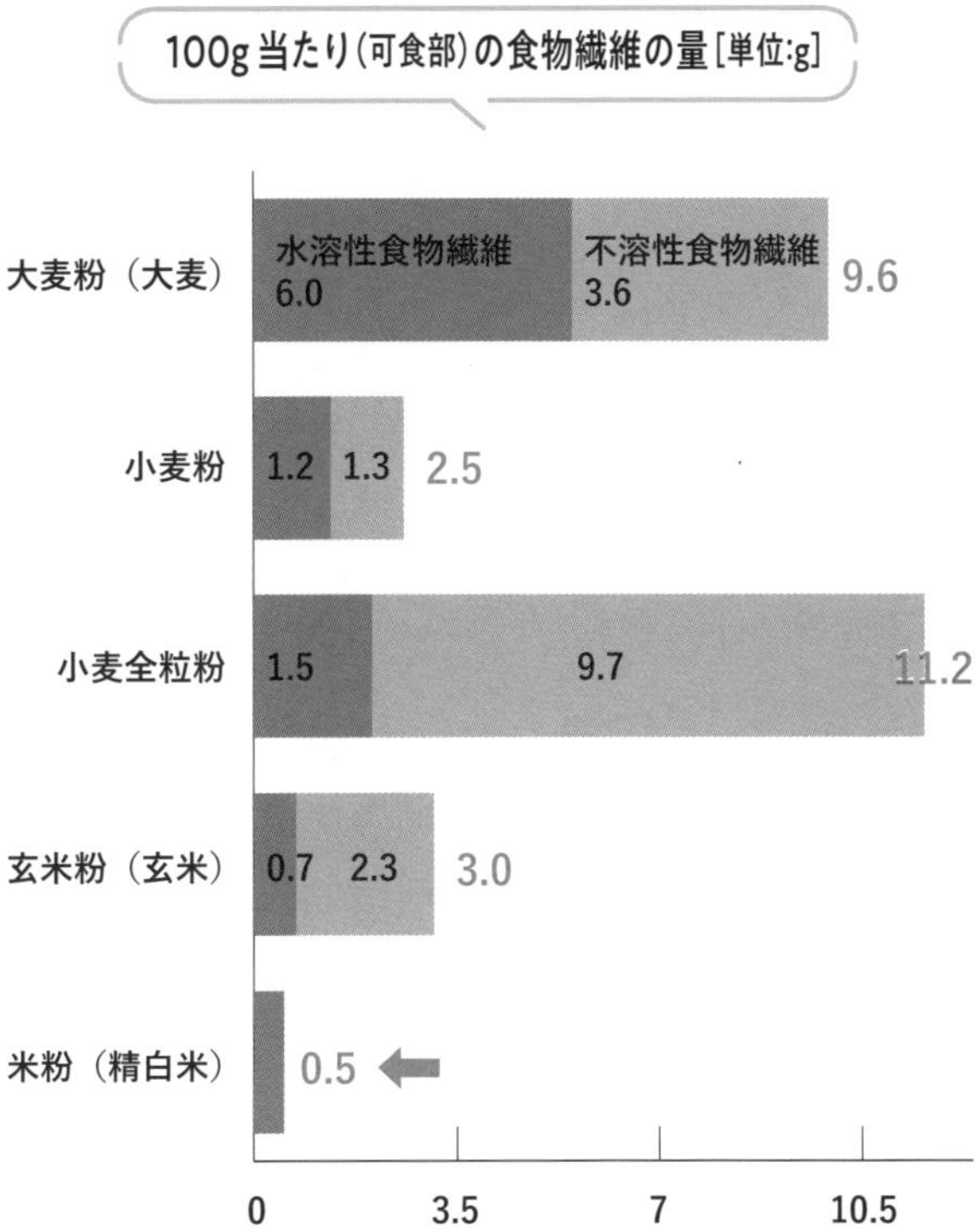

出典：文部科学省「日本食品標準成分表 2015 年版（七訂）」より抜粋

白米の食物繊維は 0.5gと他の穀物よりも少ないです。大麦や小麦全粒粉には食物繊維が多く含まれています。

Point

▷1日1食から、白米を玄米に変える、あるいは白米に大麦などの雑穀を混ぜるなど、食物繊維を増やしましょう。

豆類・大豆のすすめ

豆にはさまざまな種類がありますが、炭水化物（糖質）、タンパク質、ビタミン、ミネラルなどの栄養素をバランスよく含んでいるうえ、食物繊維（主に不溶性食物繊維）も豊富です。

豆は、ゆでると乾燥豆のときよりも食物繊維の量が大幅に増加するユニークな性質があります。あずき、いんげん豆、ひよこ豆では1・5〜1・6倍にも増えるようです。ここでは食卓でよく登場する大豆について紹介します。

大豆の食物繊維の量はごぼうよりも多く、後述するオリゴ糖（有用菌のエサになる）も含まれています。食物繊維とオリゴ糖を一緒に食べると、腸内環境の改善により効果的だと言われています。**両方を含む大豆は、「腸活」のためにはまさに理想的な食材**だと言えます。大豆のオリゴ糖は、豆腐や豆乳に加工しても含まれていますが、蒸し大豆に最も多く含まれるので、蒸し大豆の活用がおすすめです。

大豆食品の例

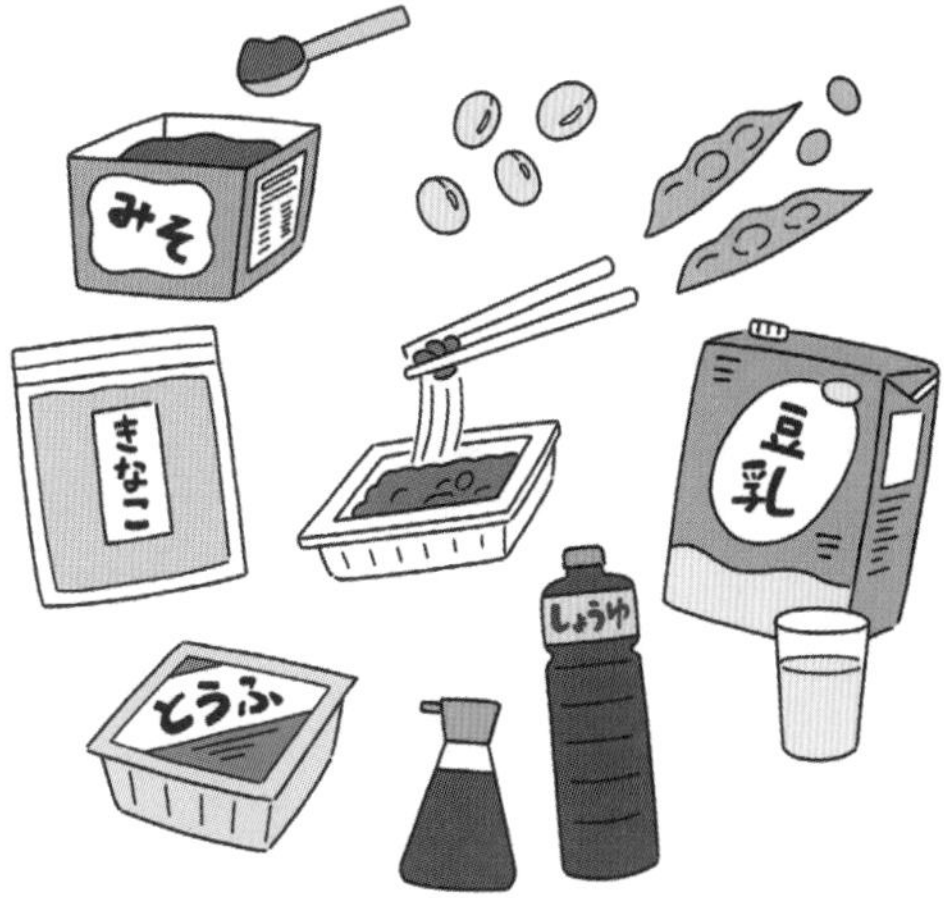

豆腐、納豆、みそ、しょう油と、日本の食卓に日常的に登場する大豆食品ですが、腸の健康のために、より意識してとるようにしましょう。

Point

▷豆類は豊富な栄養素と豊富な食物繊維を含んでいます。

▷大豆は食物繊維とオリゴ糖を一緒にとれる「腸活」に理想的な食材です。

グァー豆酵素分解物

グァー豆酵素分解物は、グァー豆からとれる水溶性食物繊維を粉末状にしたもので、腸内での**発酵性が非常に高く、有用菌のエサとなり身体によい働きをする短鎖脂肪酸をたくさん作り出す**ことができます。

グァー豆はインドやパキスタン地方で栽培されるえんどう豆の一種で、現地では日常野菜として食べられています。グァー豆酵素分解物は、白色の顆粒で、水にさっと溶けて、無味無臭なので、みそ汁やお茶に混ぜるなどして気軽に食べることができます。腸内でゆっくり分解されるので、下痢を起こしにくく、腸内環境が悪い方や腸の老化が気になる方は試してみるのもよいでしょう。

グァー豆酵素分解物は、医療や介護の場でも使用されています。患者や利用者がお茶などに溶かして毎日とると、徐々に下剤の使用が減り、自分で排便をコントロールできるようになり、便失禁が減ってくるそうです。オムツ・下剤ゼロを実現した介護施設も登場しています。

グァー豆酵素分解物の使い方

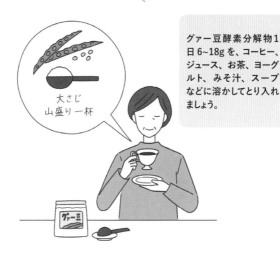

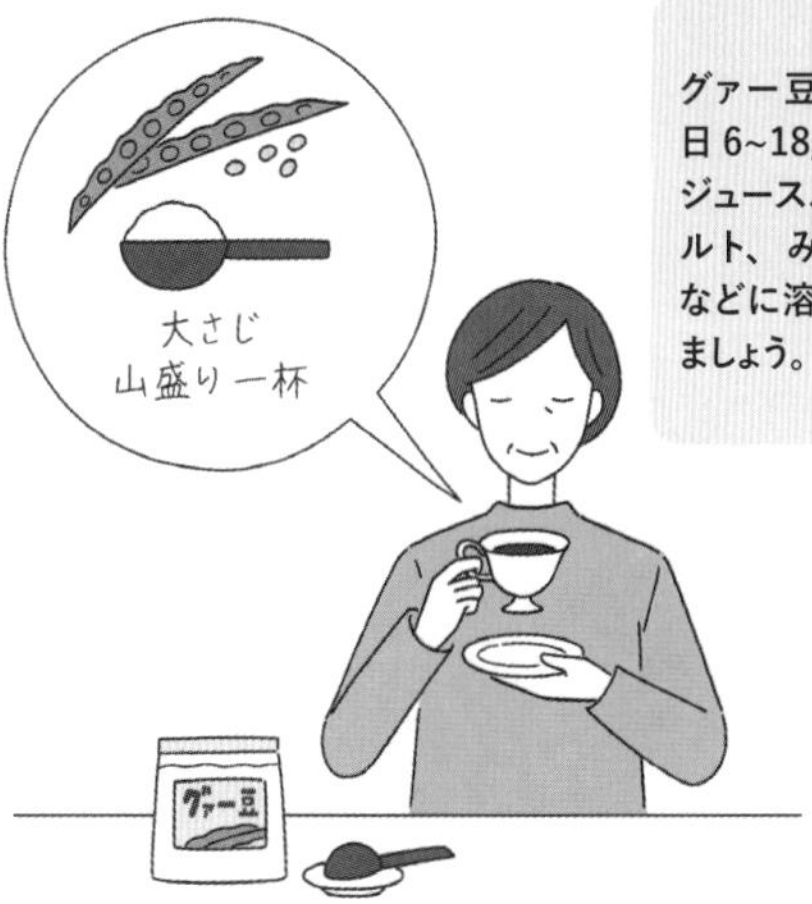

グァー豆酵素分解物1日6~18gを、コーヒー、ジュース、お茶、ヨーグルト、みそ汁、スープなどに溶かしてとり入れましょう。

グァー豆酵素分解物6gで水溶性食物繊維5gを摂取できます。白色の顆粒状で無味無臭で水に溶けやすいので、飲み物やみそ汁、炊飯時に混ぜるなど、いろいろなものに加えてとり入れることができます。日々の食物繊維が不足している人は、普段の食事にプラスしてみてはいかがでしょうか。

Point

▷グァー豆酵素分解物は、発酵性が非常に高い水溶性食物繊維です。

▷飲み物や食品に混ぜて、日々の食物繊維を補うことができます。

腸が整うオリゴ糖

オリゴ糖は、食物繊維と同様に、胃や小腸で分解されずに大腸まで届き、腸内細菌のエサとなります。有用菌はオリゴ糖の大好物です。**オリゴ糖によって有用菌が増え、悪用菌が減るため、腸の動きが改善されて、腸内環境は整っていきます。**

オリゴ糖の「糖」という文字がありますが、**胃や小腸で分解・吸収されないので、血糖値は上がりません。**ただし、オリゴ糖シロップやオリゴ糖粉末など「オリゴ糖食品」は、砂糖などの糖質を含むことが多いので、血糖値が上がります。この違いを注意してください。

オリゴ糖は、たまねぎ、バナナ、大豆、はちみつなどに多く含まれています。糖類の一種で、果糖やぶどう糖など単糖が複数個つながってできた食品です。単糖のつながり方により、さまざまな種類のオリゴ糖があります。有用菌によって好きなオリゴ糖が異なるので、自分にぴったりのオリゴ糖を見つけましょう。

オリゴ糖を豊富に含む食べ物

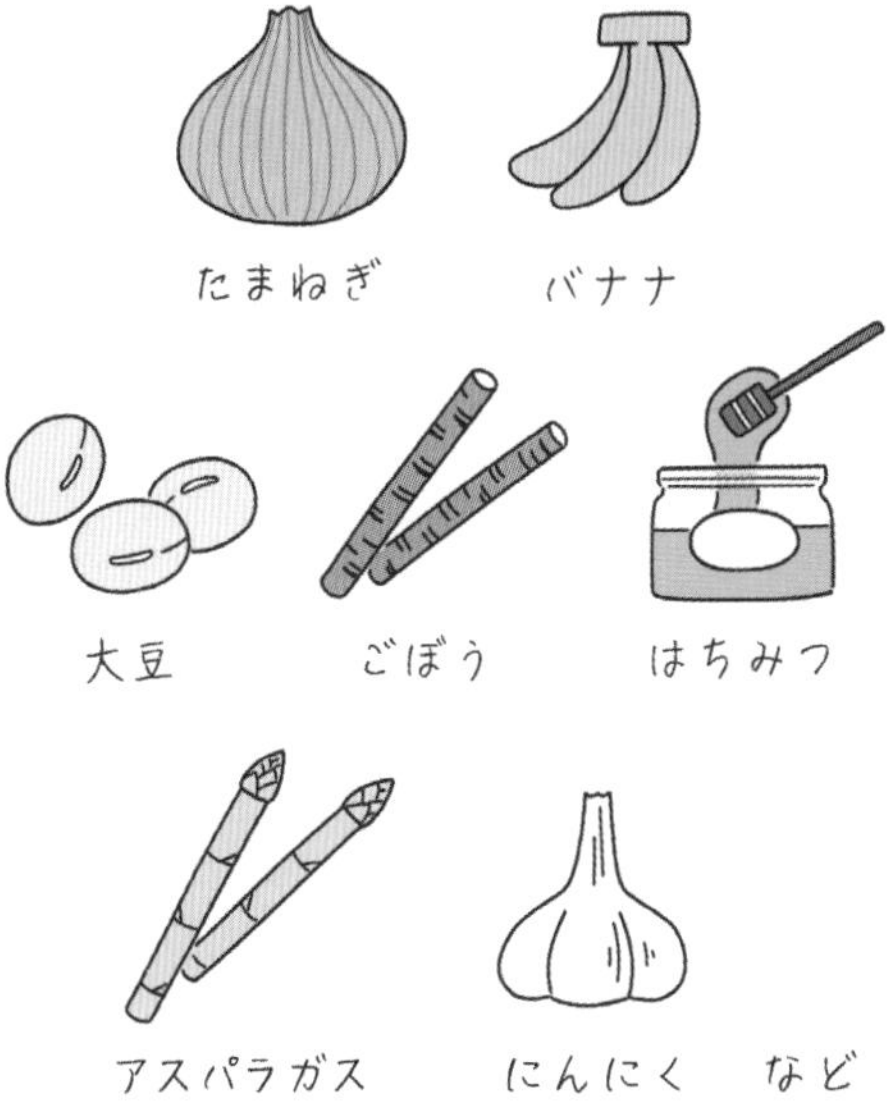

有用菌によって好きなオリゴ糖が異なります。いろいろなオリゴ糖を試してみて、自分にぴったりのオリゴ糖を見つけてみましょう。

Point

▷オリゴ糖は有用菌のエサとなり、腸を整えます。「糖」の字がついていますが、血糖値を上げません。シロップなどの「オリゴ糖食品」は砂糖などを含むことが多く、血糖値が上がります。

発酵食品

「発酵」とは、麹菌や乳酸菌などの人に有用な微生物が働き、食品を分解させる変化のことです。みそ、しょう油、酢、みりん、酒、漬物、納豆、ヨーグルト、チーズなどはすべて発酵食品です。**発酵食品を身体にとり入れると、腸内フローラは整い、便通が改善するなどのよい変化が見られます。**腸のためには、発酵食品を積極的にとり入れましょう。

発酵食品に含まれる乳酸菌や麹菌などは、もともと腸に存在しない菌なので、腸内に定着することはできないのですが、**発酵の過程で作られる乳酸や酢酸などにより、腸内が酸性になり、悪用菌が増えるのを抑えます。**この作用によって、腸内環境が整うのです。

また、加熱処理された食品中の乳酸菌や麹菌は、死んだ状態（死菌体）で含まれていますが、死菌体も免疫などによい影響を与えると考えられています。納豆菌の中には、腸内まで生きて到達し、ビフィズス菌を増やす働きをするものがあります。

発酵食品の例

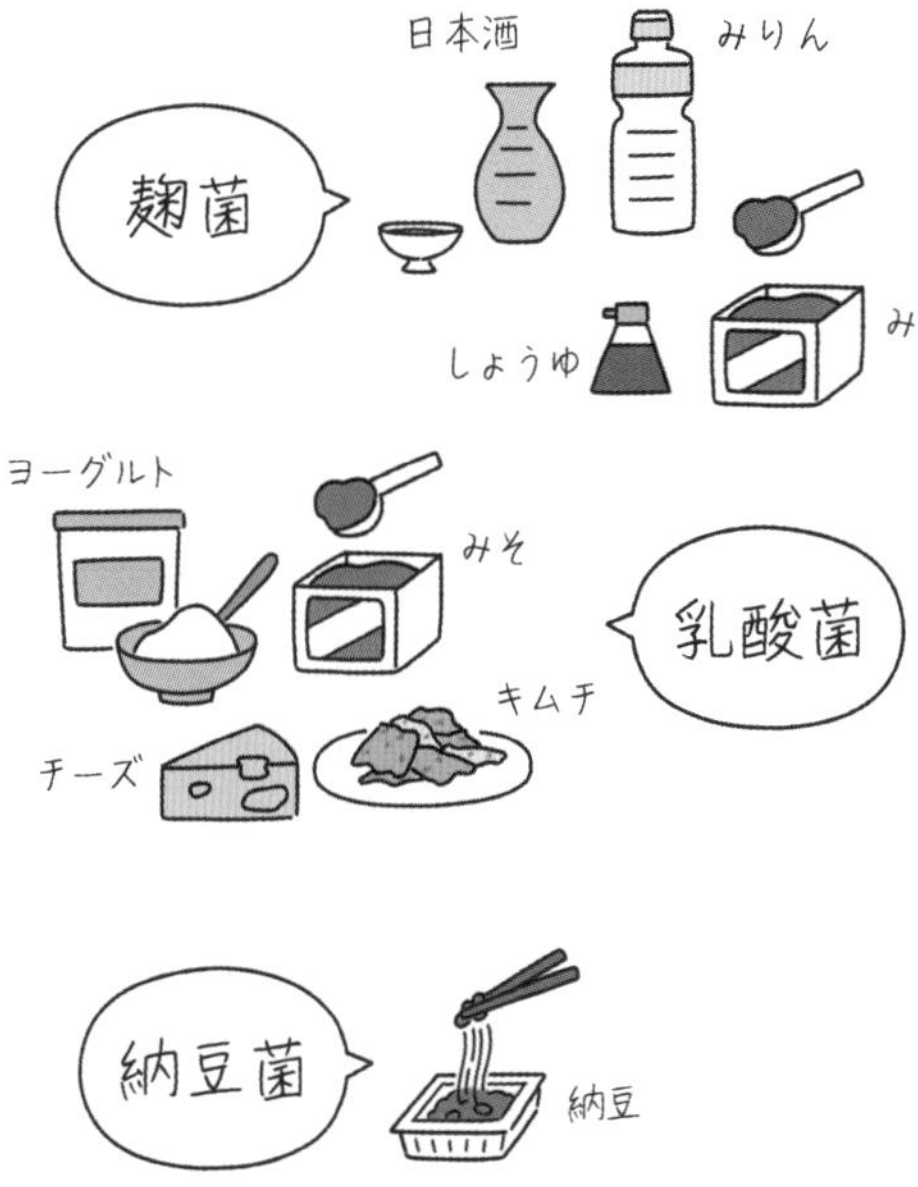
麹菌
日本酒
みりん
しょうゆ
みそ
ヨーグルト
みそ
乳酸菌
キムチ
チーズ
納豆菌
納豆

みそ、しょう油、納豆、ヨーグルト、チーズなどは、麹菌、乳酸菌、納豆菌が発酵することにより作られます。これらの発酵食品は、腸内で悪用菌が増えるのを抑えて腸内フローラを整える作用があり、「腸活」におすすめです。

Point

▷みそ、しょう油、納豆、ヨーグルト、チーズなどの発酵食品は、腸内フローラを整える作用があります。

具だくさんの「腸活」みそ汁

日本の伝統的な発酵食品のみそ。材料は大豆、麹、塩ととてもシンプルで、じっくり時間をかけて発酵させていきます。大豆は植物性タンパク質が豊富で食物繊維も含みます。**麹菌が発酵する過程で作られる乳酸菌やオリゴ糖、大豆の食物繊維は有用菌の大好物**です。**エサとなって有用菌を増やして腸内環境を整えます。**

発酵によってアミノ酸やビタミンなどが生成されて栄養価もアップします。**その健康効果から江戸時代には「医者ごろし」**とも言われるほど。栄養たっぷり、有用菌を元気にするみそで作るみそ汁に、食物繊維豊富な食材を組み合わせて、具だくさん「腸活」みそ汁を作ってみましょう。

みそ（まめ）の「ま」、すりごまの「ご」、わかめの「わ」、季節の野菜（やさい）の「や」、いりこだし（さかな）の「さ」、しいたけ（きのこ類）の「し」、じゃがいもの「い」を加え、**「まごわやさしい」腸活みそ汁**の完成です。毎日、いろいろな食材を組み合わせて飽きることなく食べたいものです。

「腸活」に効くみその選び方

ポイント1　材料がシンプル（大豆、米または麦、塩のみ）
出汁入りみそは加熱をした上にさまざまな添加物が使われています。何も入っていないシンプルなものがベストです。

ポイント2　発酵を止めていない長期熟成の生きた菌のもの
重要なのは酵素、微生物（菌）が生きているかどうか。アルコールや酒精が入っていないもの、非加熱と書かれたものを選びましょう。

ポイント3　国産の大豆
国産で遺伝子組み換えでない大豆が使われているものを選びましょう。

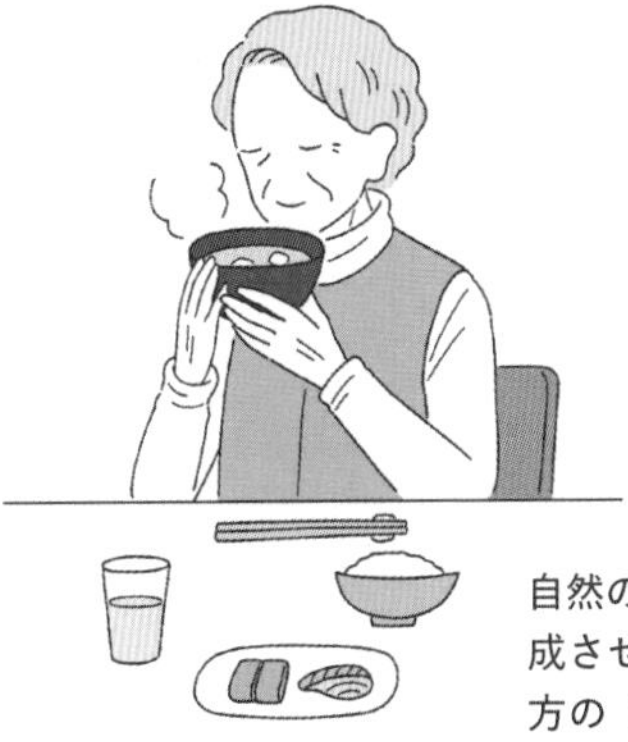

自然のまま1年以上発酵熟成させる、昔ながらの作り方の「天然醸造」のみそを探してみましょう。

Point

▷みそは栄養豊富で腸を整える効果があります。

▷「まごわやさしい」の食材を組み合わせて作る具だくさんのみそ汁は腸活にもってこいです。

オメガ3系脂肪酸

オメガ3系脂肪酸は、脂肪が多い魚（サケ、マグロ、サバ、サンマなど）や亜麻仁油、エゴマ油などに多く含まれています。**オメガ3系脂肪酸は抗炎症作用があり、腸の炎症を鎮めて有用菌が増える環境を整える**ことが期待され、腸のためにおすすめです。血行の改善やコレステロール値を低下させるなどの他の効果も期待できます。

オメガ3系脂肪酸は体内で作れないので、食事から補給する必要があります。肉より魚を主菜にし、ドレッシングなどに亜麻仁油やエゴマ油を使用して、オメガ3系脂肪酸をとり入れましょう。

なお、亜麻仁油やエゴマ油の弱点は、空気・光・熱で酸化しやすいことです。このため、炒め料理や揚げ料理には向きません。ドレッシングなど加熱しない料理で使うようにしてください。酸化した油は腸に悪い影響があります。また、「生搾り（非加熱）」か「低温圧搾（コールドプレス）」のものを選びましょう。

1日小さじ1杯の亜麻仁油・エゴマ油を食卓に

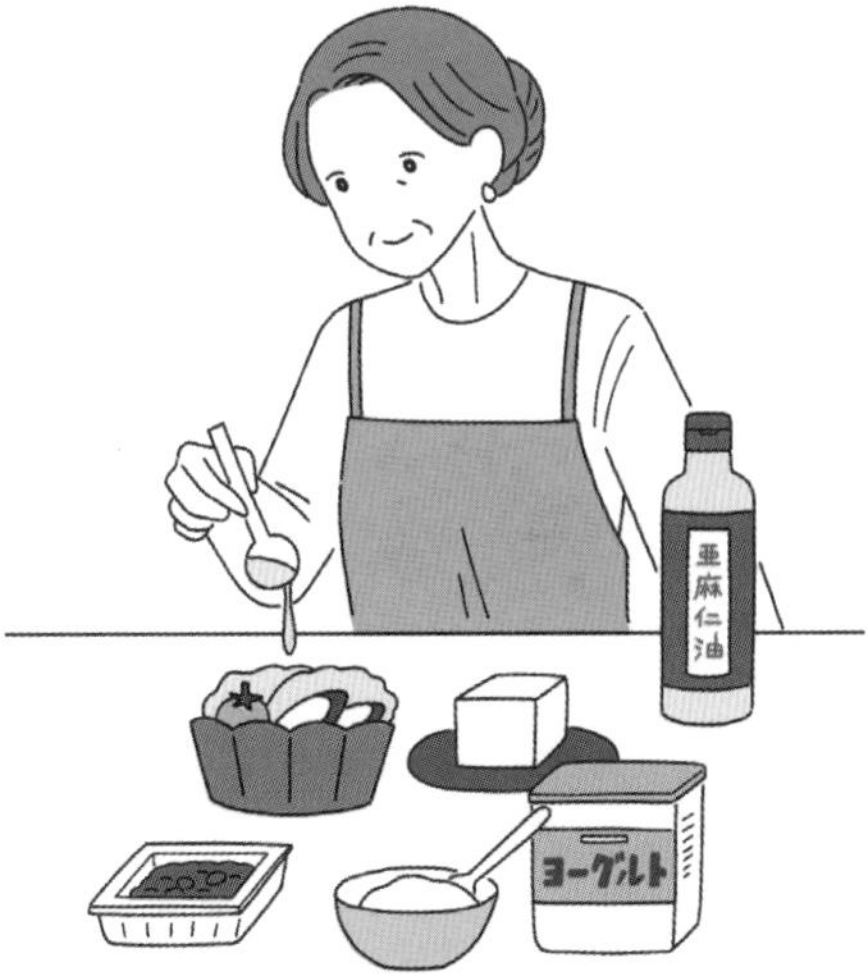

亜麻仁油・エゴマ油は、小さじ 1 杯で、1 日の目安量を満たすことができます。無味無臭でクセがあまりありません。毎日、小さじ 1 杯をサラダ、冷ややっこ、納豆、ヨーグルトなどにかけてとり入れていきましょう。

Point

▷オメガ 3 系脂肪酸は魚や、亜麻仁油、エゴマ油に含まれています。

▷オメガ 3 系脂肪酸は、炎症を抑える作用があり、腸内フローラを整えます。

ポリフェノール

　ポリフェノールを豊富に含むブルーベリー、クランベリー、ナッツなどの食品は、アッカーマンシア菌という有用菌を増やすことが報告されています。この有用菌は、**大腸の粘膜バリアを強化して免疫強化、脂肪の減少、糖尿病の改善、炎症抑制など体によい働き**があり、長寿の人の腸に比較的多く存在する傾向が見られていて、最近注目されています。

　緑茶に含まれるカテキンもポリフェノールですが、カテキンもアッカーマンシア菌を増やす作用があります。ポリフェノールは、果物、野菜、ハーブ、スパイス、お茶、ダークチョコレート、コーヒー、ワインなどの植物性食品に含まれる化合物です。抗酸化作用があり、多くの慢性疾患の根本的な原因と考えられている炎症を抑える作用があることがわかっています。

　有用菌を増やすことに加えて、いろいろな効果が期待できるポリフェノールも意識して毎日の食習慣にとり入れていきましょう。

ポリフェノールを多く含む食品たち

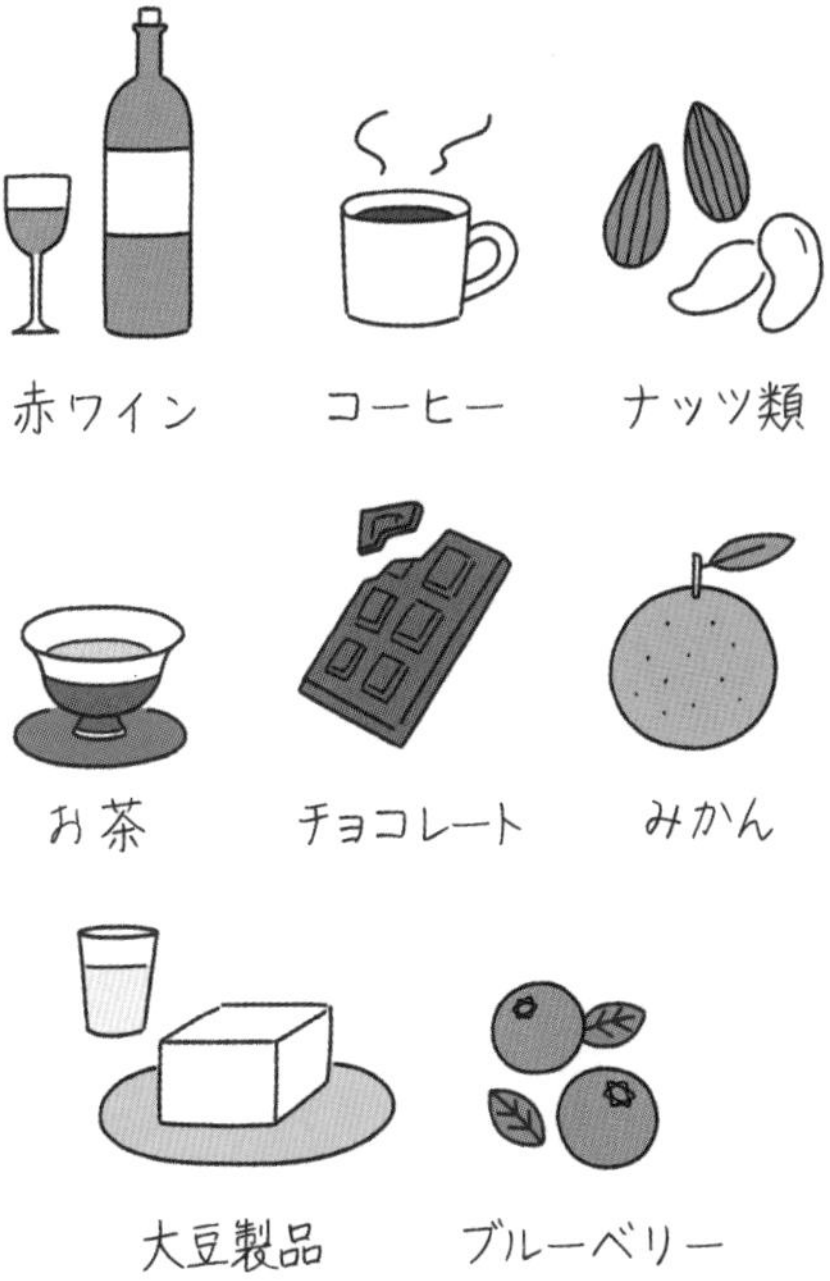
赤ワイン
コーヒー
ナッツ類
お茶
チョコレート
みかん
大豆製品
ブルーベリー

ポリフェノールは、野菜や果物、それらから作られる飲料や加工品に多く含まれています。

Point

▷ポリフェノールは身体に有用な働きをする有用菌を増やします。

イソフラボン

イソフラボンは、大豆や葛などマメ科の植物に多く含まれるポリフェノールの一種です。女性ホルモンであるエストロゲンと化学構造が似ており、**更年期症状の緩和や、骨粗鬆症を予防する効果**が認められています。**イソフラボンは、腸内で「エクオール」という物質に変わり、女性ホルモンと似た働き**を発揮します。エクオールに変わるためには、腸内細菌であるエクオール産生菌が必要です。

　エクオール産生菌を持つのは日本人の約50％と言われています。約半分の人がイソフラボンの女性ホルモンによい作用の恩恵を受けにくいことになります。また、日本では10～20代ではエクオール産生菌をもつ人の割合が約20％と、欧米人と同程度に低くなることがわかっています。

　理由は、大豆製品や食物繊維の摂取不足が原因と言われています。エクオール産生菌をもっているかどうかは、薬局やインターネットなどで購入できる検査キットで調べられます。

更年期の症状を改善するイソフラボン

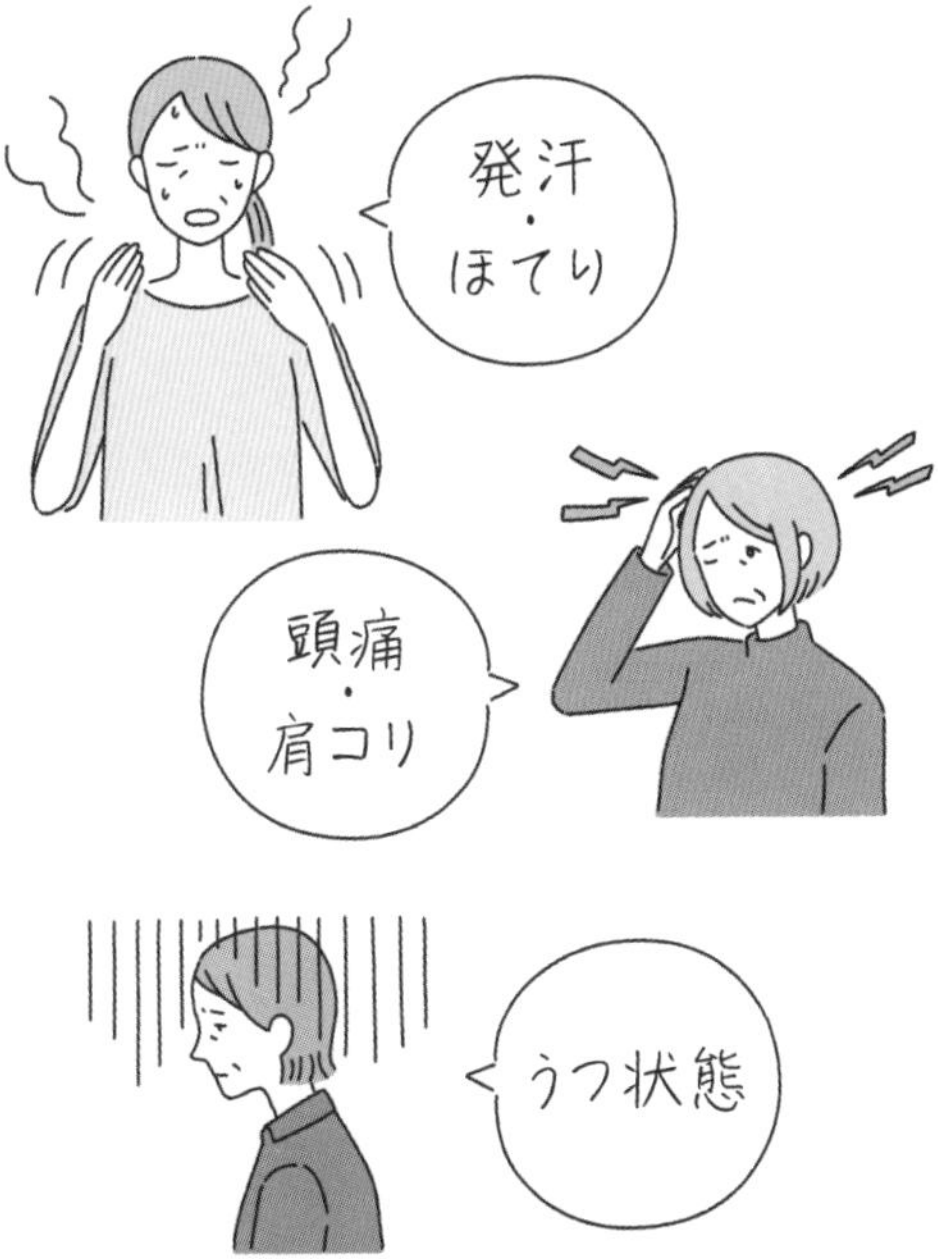

イソフラボンは、エクオール産生菌によって、エクオールに変化して、更年期症状の改善作用を発揮します。

Point

▷腸内にエクオール産生菌がいれば、大豆を食べて更年期症状の改善に期待ができます。

大腸まで届くタンパク質とでんぷん

小腸で分解・吸収されずに**大腸まで届くタンパク質やでんぷんがあり**、それぞれ**レジスタントプロテイン**、**レジスタントスターチ**と呼ばれ、これらは腸内細菌のエサとなります。

腸内環境を整えたり、コレステロール値を下げさせたり、血糖値の上昇を防ぐなど、**食物繊維と同じような働き**があるので、食物繊維不足を補う一手になってくれます。

レジスタントプロテインは、大豆、高野豆腐、きな粉、そば、酒粕などに多く含まれています。生大豆や豆腐よりも高野豆腐に多く、製造過程でレジスタントプロテインに変わると考えられます。

レジスタントスターチは、穀物、イモ類、豆類に含まれており、冷ますと増える特徴があります。炊き立てご飯より冷や飯に多いことになります。食物繊維が十分にとれない日は、レジスタントプロテイン、レジスタントスターチを含むものを食べて補うとよいでしょう。

レジスタントプロテインを含む食品例

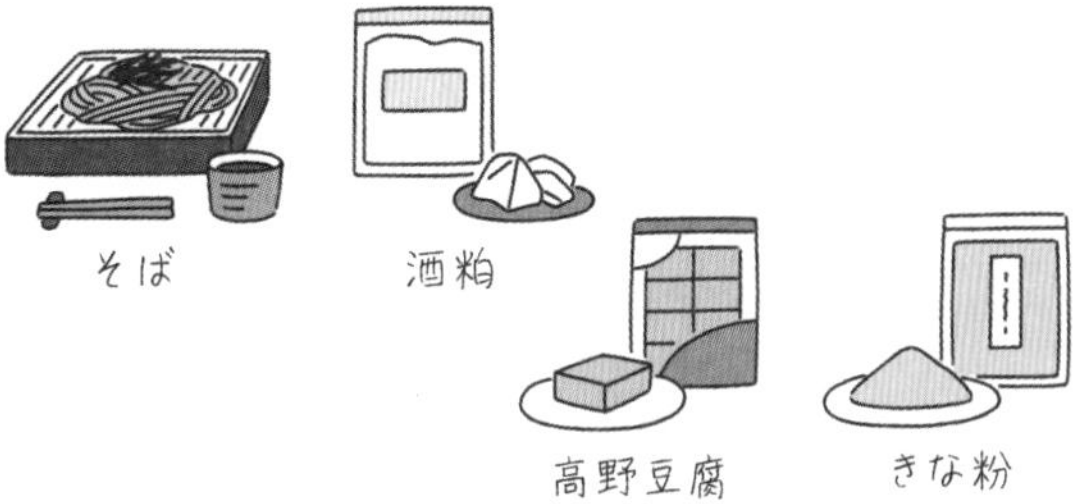

レジスタントスターチを含む食品例

食物繊維と同じように働くレジスタントプロテイン、レジスタントスターチを含む食品は、食物繊維不足を補なってくれます。

Point

▷大腸まで届くタンパク質やでんぷんは、食物繊維繊維と同様の働きがあります。

▷レジスタントスターチは、冷ますと増えます。作って少し置いたおにぎりは、炊き立てご飯よりレジスタントスターチが多く含まれます。

カカオ70%以上のチョコレート

チョコレートに含まれるカカオのタンパク、カカオプロテインは、大腸まで届くレジスタントプロテインです。カカオプロテインも食物繊維と同じような働きをします。腸内細菌のエサとなり、有用菌を増やしてくれます。

　カカオ70%のチョコレートを1日25g食べた人は、ホワイトチョコレートを25g食べた人とくらべて、排便回数や排便量が増えて、*フィーカリバクテリウムという有用菌が増えることが報告されています。この菌は身体に有益な働きをする短鎖脂肪酸を産生します。チョコレートを食べて腸を整えることができ、短鎖脂肪酸による健康効果も期待できるとは朗報です。

　チョコレートを食べるときは、カカオ含有率が高いものを選びましょう。カカオ70%チョコレートはいかがでしょうか？　ただし、チョコレートには、脂質も糖質も多く含まれているので、食べすぎには注意しましょう。

＊出典：帝京大学と株式会社明治共同「チョコレート摂取による健康機能に関する実証研究」

高カカオチョコレート（カカオ70%以上）の食べ方

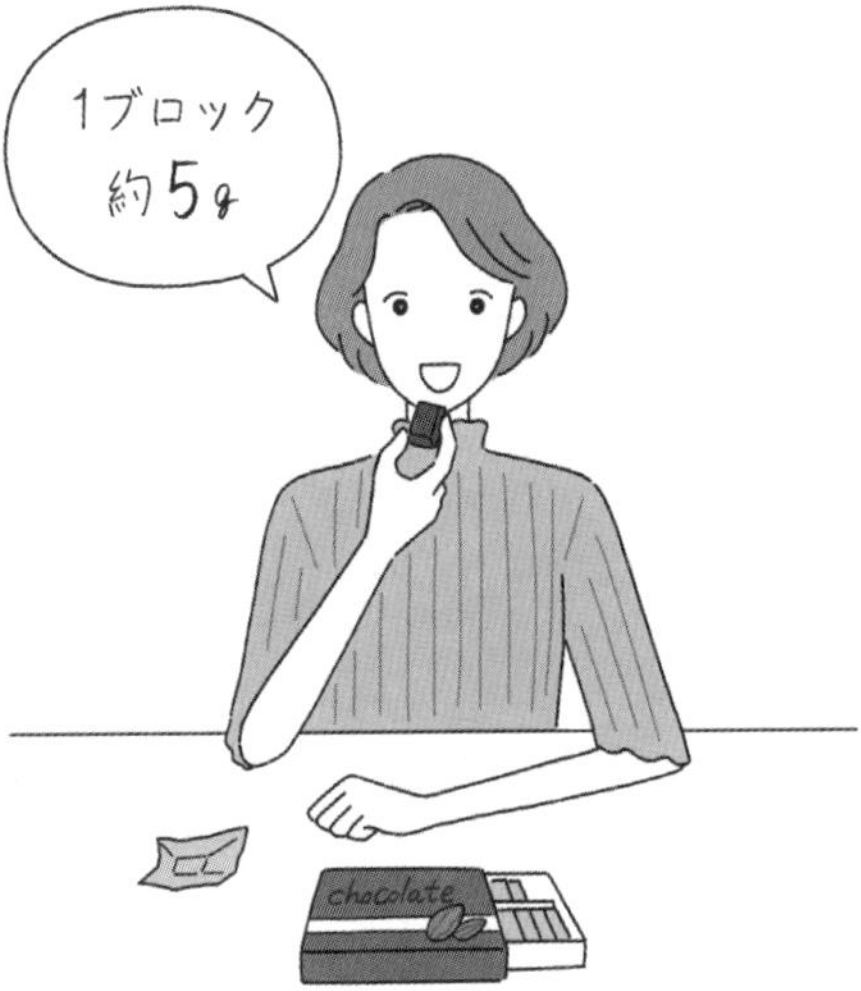

高カカオチョコレートの商品は、１ブロックが、１枚約5gずつになっていることが多いので、5gずつを1日5回食べるとよいでしょう。もう少しご飯を食べたくなったとき、小腹がすいておやつを食べたいとき、集中力がなくなったときなどに、１ブロックのチョコレートを！

Point

▷チョコレートに含まれるカカオプロテインは、腸を整える作用があります。

世界に誇る和食で腸活

和食の基本は一汁三菜。米を主食にして、2品の主菜（おかず）、1品の副菜を組み合わせます。

和食でよく使われる野菜、根菜、豆類、きのこ、海藻などには腸内細菌のエサになる食物繊維がたっぷり含まれています。和食に欠かせない発酵食品も腸を整える働きがあり、ぬか漬けに含まれる乳酸菌、納豆の納豆菌は有用菌のエサとなります。まさに日本人の整腸剤とも言えるでしょう。さまざまな食物繊維や発酵食品が含まれる和食を食べることで、腸内の各所にすむ多種類の菌にまんべんなくエサを行き渡らせることができ、腸内環境が効率よく整います。腸内環境が整うことで、免疫が上がり心身の健康維持につながります。

日本人は食物繊維など腸が喜ぶ食材を自然と食べてきました。**和食離れが進む今、献立作りの合言葉「まごわやさしい」をとり入れて、腸の老化をストップ**して、身体にとって最高の和食のすばらしさを見直しましょう。

和食の合言葉「まごわやさしい」

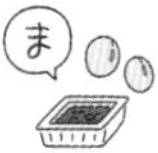

まめ
（例）大豆、納豆、豆腐、みそなど

ごま、ナッツ
（例）ごま、アーモンド、ピーナッツ、栗、ぎんなん

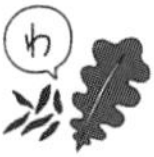

わかめ（海藻類）
（例）わかめ、こんぶ、ひじき など

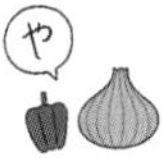

やさい
（例）にんじん、たまねぎ、ピーマン など

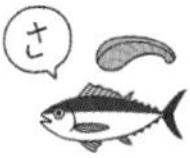

さかな
（例）サケ、マグロ、アジ など

しいたけ（きのこ類）
（例）椎茸、しめじ、エリンギ など

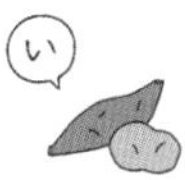

いも
（例）じゃがいも、さつまいも など

献立作りで意識したい合言葉「まごわやさしい」で、日々の食生活を改善しましょう。

Point

▷食物繊維と発酵食品たっぷりの和食のすばらしさを見直しましょう。

ひじきと大豆を使った定番のひじき煮

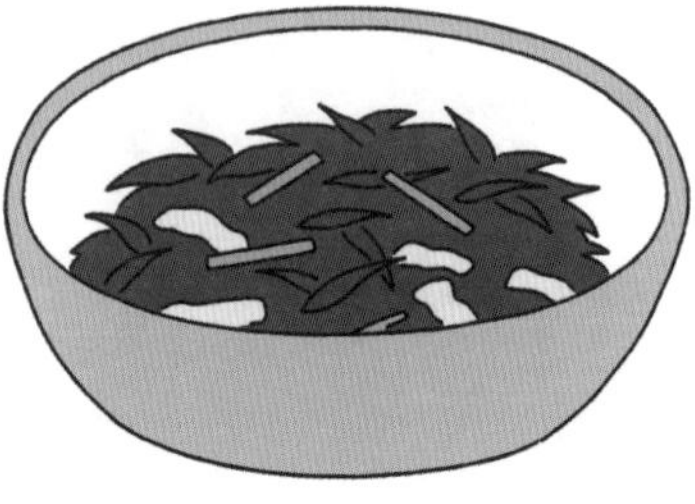

ひじきは、日本で昔から食べられてきた海藻の一つで、食物繊維を豊富に含みます。蒸し大豆は、食物繊維とオリゴ糖を含んでいます。腸が喜ぶこと間違いなしです。

Recipe

材料（2人分）
蒸し大豆 80g、油揚げ 1/2 枚、乾燥ひじき 15g、にんじん 30g、こんにゃく 1/3 枚（あく抜きしておく）、サラダ油 小さじ1
★調味料 酒、みりん、しょう油を大さじ 1、砂糖小さじ 1、和風顆粒だし 小さじ 1/3、水 100cc

作り方
①ひじきを水で戻し水を切る。にんじん、こんにゃく、油抜きした油揚げを 適当な大きさに切る。
②中火で熱し、ひじき、にんじん、こんにゃくをサラダ油で炒め、大豆、油揚げ、調味料を加え、ふたをして弱火で3分煮る。ふたをとり、煮汁が少なくなるまで中火で煮る。

Point

▷ひじきは食物繊維を多く含み、大豆は食物繊維とオリゴ糖を含むので、腸内フローラが整う一品です。

なめこと切干大根の和え物

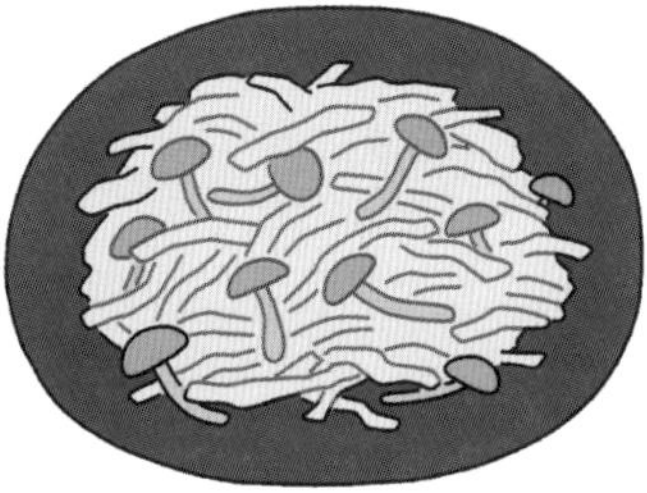

なめこも切干大根も、水溶性・不溶性食物繊維の両方が含まれています。有用菌が喜び、お通じにも効果的です。作ってすぐ食べても、しばらく漬けてもおいしくいただけます。

Recipe

材料（2人分）

切干大根（乾燥）30g、なめこ1パック

★調味料 酢、砂糖、しょう油を大さじ1、だし汁 大さじ2（なければ水）、赤唐辛子 輪切り10切程度

作り方

①切干大根を水で戻し、熱湯で10秒程ゆで、水洗いし水を切る。

②なめこを水洗いし、熱湯で20秒ほどゆでて水を切る。

③調味料を合わせ、①と②を入れて和える。

Point

▷なめこの水溶性食物繊維と切干大根の不溶性食物繊維で、腸の活動を助けてくれます。

わかめのおつまみ

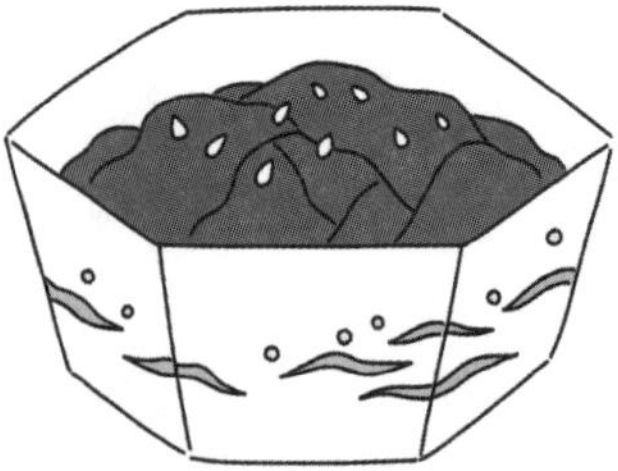

わかめは、和え物に酢の物、みそ汁となど、日本人に身近な食材です。わかめには水溶性食物繊維が豊富に含まれているので、腸内環境を整えてくれます。

乾燥わかめを使用している方も多いでしょう。生わかめと乾燥わかめで栄養素に大きな違いはなく、食物繊維は乾燥わかめの方が若干多いようです。腸内環境を整えるためにも活用したい食品です。

Recipe

材料（2人分）

乾燥わかめ 6g、白いりごま 適量
★調味料 にんにく（すりおろし）小さじ 1/4 杯、鶏ガラスープの素 小さじ 1/3、しょう油 小さじ 1、ごま油 大さじ 1/2

作り方

①わかめは、水で戻して水を切る。
②調味料を混ぜ合わせ、わかめを加えて和える。
③お好みで白いりごまを散らす。きゅうりや、もやし、キャベツなどをお好みに切って加えるのもおすすめです。

Point

▷わかめは水溶性食物繊維を含み、その量は乾燥わかめの方が生わかめより若干多いです。

クリームチーズ酒粕レーズン

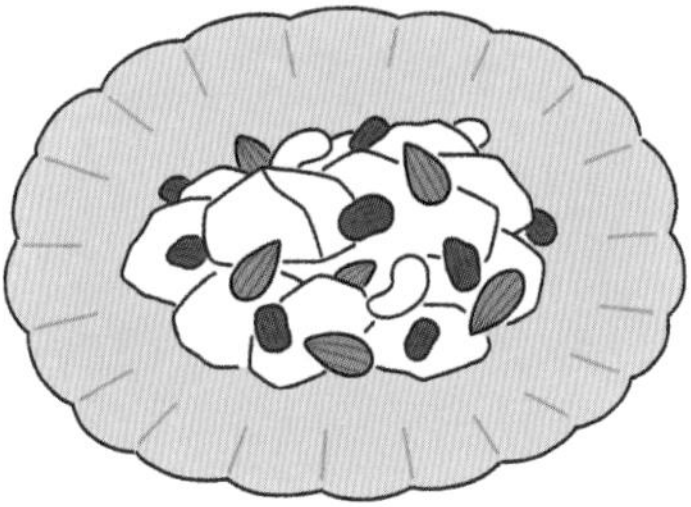

酒粕は、日本酒を絞ったあとの粕で、乳酸菌、麹菌、酵母の3つの微生物を含む菌の種類が多い発酵食品です。

酒粕からとった微生物は腸内に定着できませんが、腸内にいる間によい働きをしてくれます。酒粕に含まれるタンパク質は、食物繊維と同様の働きをするレジスタントプロテインで、有用菌のエサとなります。酒粕のコクとクリームチーズの酸味がよく合います。

Recipe

材料

酒粕 100g、クリームチーズ 100g、はちみつ 20g、レーズン 大さじ 2、ミックスナッツ 適量

作り方

①酒粕が硬い場合は、水をふりかけ、600W の電子レンジで30 秒程加熱する。クリームチーズは常温で柔らかくする。

②酒粕とクリームチーズを練り合わせ、はちみつ、レーズン、砕いたナッツを入れよく混ぜる。

Point

▷酒粕は酸菌、麹菌、酵母の3つの微生物とレジスタントプロテインを含む腸活にもってこいの食材です。

ごぼうのみそ入り豆乳ポタージュスープ

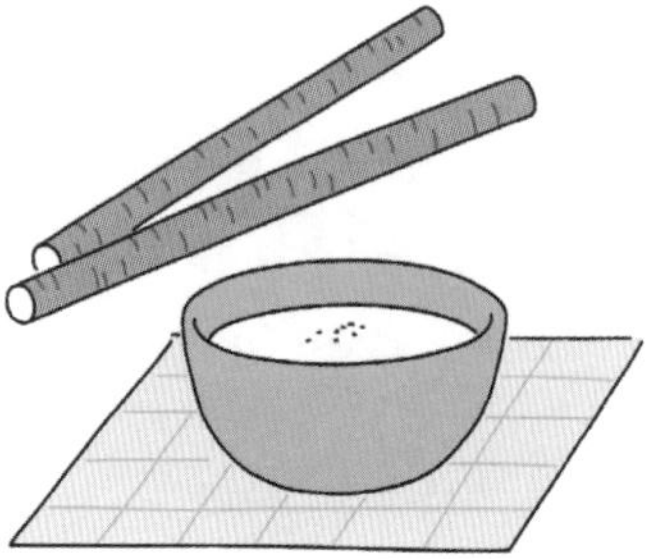

ごぼうには、水溶性と不溶性の両方の食物繊維が含まれています。ごぼうに含まれるサポニンというフラボノイドは抗酸化作用があり、皮の部分に多いので、よく洗って皮をむかずに調理に使いましょう。

野菜の栄養を丸ごといただけるポタージュにみそと豆乳をプラスして、腸ハッピーの一品です。

Recipe

材料（4 人分）

ごぼう 1 本、たまねぎ 1 コ、舞茸（又はえのき）1 パック、にんにく 1 かけ（みじん切り）、水 適量、豆乳 200ml

調味料 オリーブオイル 大さじ 2、洋風だし適量、みそ 大さじ 1

作り方

①ごぼう、たまねぎ、舞茸を切り、オリーブオイルとにんにくで軽く炒める。

②具材がかぶるくらいの水と洋風だしで、弱火で火が通るまで煮る。

③火を止め、豆乳とみそを加え、ハンドミキサーなどで攪拌し、最後に温め直す。

Point

▷ごぼうは、食物繊維とサポニンを含む腸と身体にうれしい食材です。

納豆の冷製全粒粉パスタ

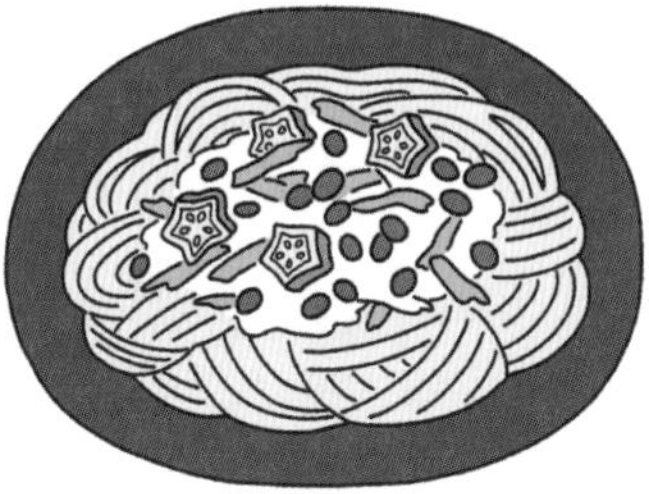

納豆は、発酵食品で、食物繊維を多く含みます。納豆菌は生きたまま腸に届き、悪用菌を減らし有用菌を増やします。食物繊維が多いめかぶとオクラもプラスしてネバネバ3きょうだい。発酵しやすい食物繊維を含む全粒粉パスタも加われば、腸のパワーアップは間違いなし！

Recipe

材料（2人分）

全粒粉パスタ 200g、納豆 2 パック、めかぶ（味つけ）2 パック、オクラ 6 本、しょうが 10g、しょう油 小さじ 1、オリーブオイル 小さじ 1、刻み海苔適量

作り方

①パスタをゆで冷水で締める。オクラをゆで冷水で締め、1cm 幅にカットする。納豆はタレと混ぜ合わせる。

②生姜をすりおろし、しょう油とオリーブを混ぜてタレを作る。

③パスタに納豆、めかぶ、オクラを盛りつけ、タレをかけて味を調えて仕上げる。

Point

▷納豆菌は生きたまま腸まで届き腸内環境を整えます。

▷全粒粉の小麦は発酵性の食物繊維を含み腸内環境を整えます。

バラエティーに富む食事がきほんの「き」

　これだけ食べていれば腸が健康になるというような「スーパーフード」は残念ながらありません。**たくさんの種類の腸内細菌がいて、多様性が保たれていることが理想的な腸の状態**です。腸内細菌の種類によって異なる役割があるため、さまざまな役割の細菌がたくさんいる方が、身体の多種多様な要求やアクシデントに対応することができるのです。菌の種類が少なく多様性が低いほど、身体に悪影響を及ぼすと考えられています。

　腸内フローラの多様性を高めるためには、多種類の食材を食べることが肝心です。腸内細菌によってエサの好き嫌いがあることもわかってきました。特定の食物繊維やオリゴ糖を食べ続けると、腸内が特定の細菌に偏っていきます。

　ついつい好きなものを食べ続けてしまいがちですが、腸内フローラが乱れて腸の老化につながることを忘れずに、食材豊かな日本ならではのバラエティーに富む食事を楽しんでいきましょう。

腸内フローラの多様性を高める食事

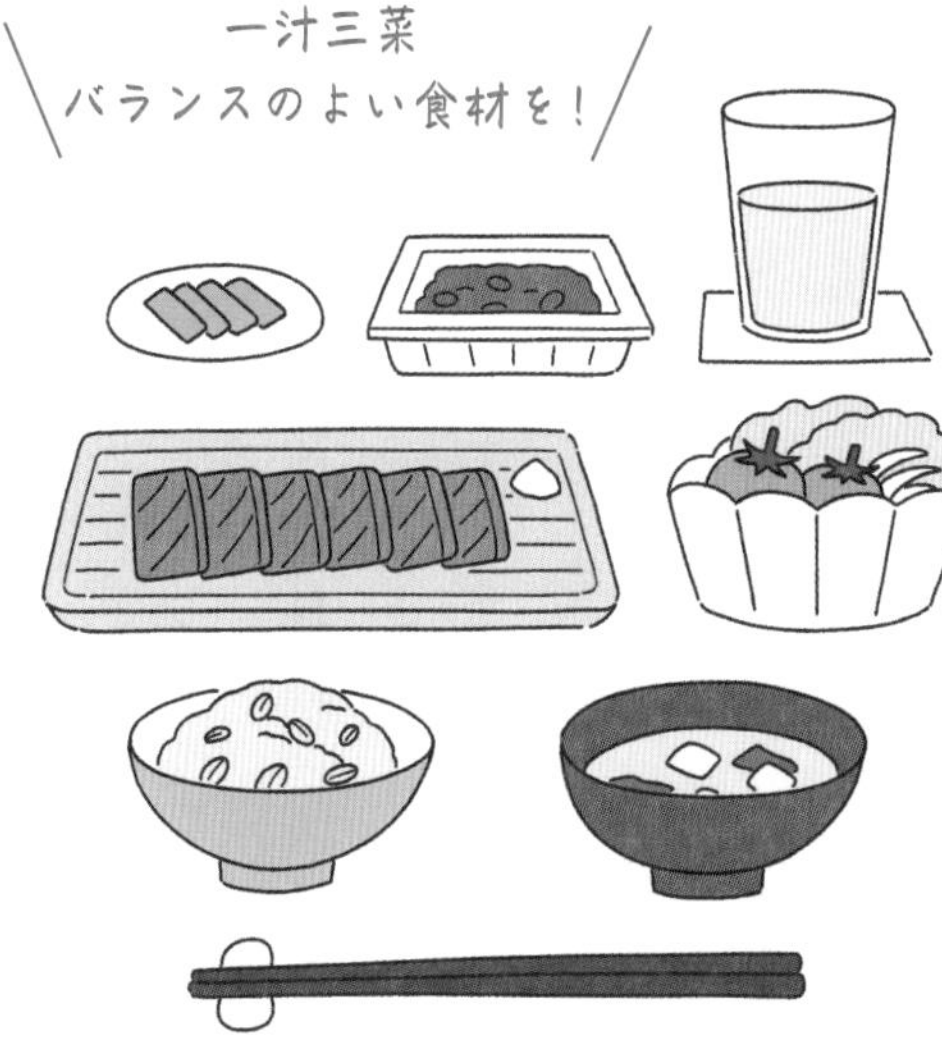

私たちが食べたものが腸内細菌のエサになります。多種類の食材を含む食事は、腸内フローラの多様性を高めます。

Point

▷腸内フローラの多様性を高めるためには、バラエティーに富む食事が大切。

▷腸によい食材でも、偏ってとると腸内細菌に偏りが生じます。

多種類の食物繊維の必要性

腸内フローラを整えるために、多種類の食物繊維をとることが大切ですが、その理由について知識を深めていきましょう。

食物繊維は、大腸内で発酵する場所や食べてから発酵するまでの時間が、その種類により異なるという特徴があります。水溶性食物繊維は主に大腸の入り口から真ん中あたりで発酵し、不溶性食物繊維やレジスタントスターチは、大腸の真ん中から奥で発酵します。発酵までの時間は、大腸の入り口では食べてから4〜6時間程度、真ん中は8〜10時間程度、奥は16時間以上経ってからと言われています。

腸内細菌は、自分がすみやすい場所を選んで分布しています。たとえば乳酸菌は大腸の入り口付近に多く、ビフィズス菌は大腸の一番奥に多くいます。腸内環境をよい状態に保つためには、**腸の各所にひそむ腸内細菌に栄養を届ける必要があり、そのために多種類の食物繊維を食べることが大切**です。

食物繊維の発酵する場所と発酵時間

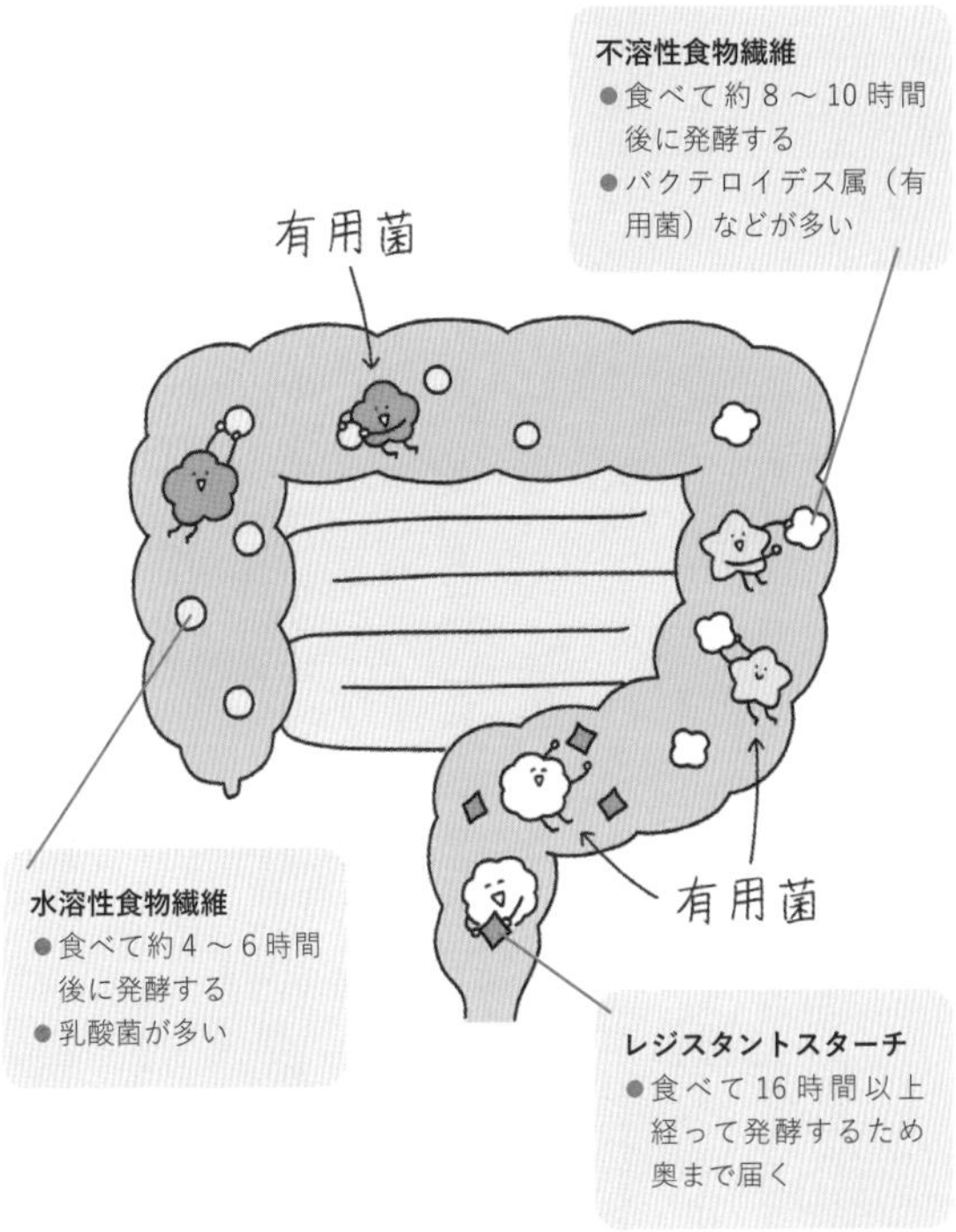
不溶性食物繊維
●食べて約8～10時間後に発酵する
●バクテロイデス属（有用菌）などが多い
有用菌
水溶性食物繊維
●食べて約4～6時間後に発酵する
●乳酸菌が多い
有用菌
レジスタントスターチ
●食べて16時間以上経って発酵するため奥まで届く

多種類の食物繊維を食べて、腸の各所にひそむ腸内細菌にエサをとどけることが必要です。

Point

▷多種類の食物繊維をとることで、腸の各所の有用菌までエサが届き、腸はより元気に整います。

1日の食事時間と食事量

腸が元気で老けないために、毎日決まった時間に食事することを心がけましょう。不規則な食事は、体内時計が乱れる原因になります。体内時計も老化するので、**高齢になるほど規則正しい食事は大切**です。

朝食は必ず食べましょう。大腸が動き出し、排便が促されます。朝食を食べないと排便のタイミングを逃し、便秘の原因になります。朝と昼はしっかり食べ、夜は軽くすませましょう。ただし、食べすぎないで、腹7～8分目に。

夕食は就寝3時間前にすませましょう。朝7時に起きた場合、夜22時～深夜2時頃は、腸が一番活発になる腸のゴールデンタイムです。この時間帯に寝ておくと、副交感神経が優位になり、腸がよく動き、有用菌が増えるのでベストです。**18～19時に夕食をすませ22時頃に就寝が理想的**です。寝る直前の食事やアルコールは、睡眠中の腸の活動に影響します。遅い時間であればその日は食べずに寝て、腸を休めてあげましょう。

1日の食事時間と食事量

7時　起床
7時半　朝食…必ず食べる 、しっかり食べる
12時　昼食…しっかり食べる
18～19時　夕食…軽めにする（寝る3時間前までにすませる）
22時　就寝…寝る直前の飲食は避ける
22～2時　腸のゴールデンタイム

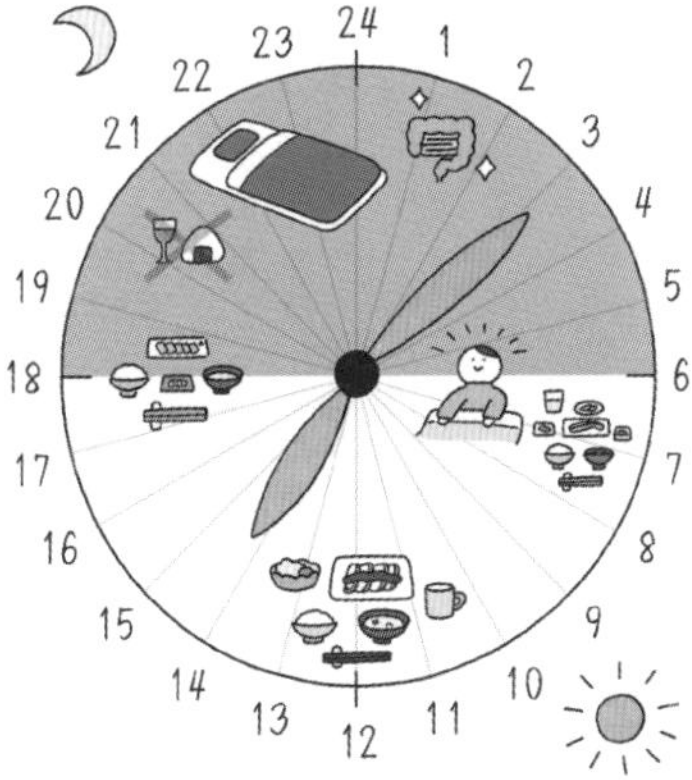

朝とお昼はしっかりめ、夜は軽めに食べましょう。夕食は就寝 3 時間前にすませ、寝る直前の飲食は避けましょう。

Point

▷毎日決まった時間に規則正しく食べましょう。

▷朝食は必ず食べ、夜は軽めに就寝 3 時間前にすませましょう。

Column

もち麦で
腸内細菌の多様性がアップ!

食物繊維が豊富でモチモチおいしいもち麦（大麦の一種、60頁）に関する興味深い報告があります。60人が、２カ月間毎朝、蒸したもち麦を食べたところ、腸内細菌の種類が１０００種類を超えている人は、もち麦を食べる前は３％しかいなかったのが、２カ月間食べた後には17％に増え、全国平均の12％を上回り腸内細菌の多様性の増加が見られました。また、食事の量や間食が減る傾向が見られ、排便の量や爽快感がよくなる人が増えていました。

腸内フローラに多種類の菌がいることが最も大事と言われています。もち麦を食べることで、腸内環境が整い、食生活の改善につながる可能性がこの研究結果からわかりました。ただし、個人差があり中には変化しない人もいます。

まずは、もち麦を主食の一部にとり入れるなど試してみてください。腸に良い変化が見られたら、あなたの腸に合っていて腸を元気に整えてくれているということでしょう。

第3章

腸内環境を乱す悪習慣

悪用菌が好む食品

腸内環境を悪化させないために、悪用菌のエサになる食品は極力少なくしたいものです。牛肉・豚肉・羊肉などの赤身肉、ファストフード、甘いお菓子などの動物性タンパク質、高脂肪食、砂糖が多い食事は悪用菌の好みです。このような**肉中心の欧米食を多くとると、悪用菌が増え、腸内環境が悪くなります**。たとえば、ファストフードの定番のハンバーガーは高脂肪で悪用菌が好む典型的な食べ物です。

１人当たりのお肉（牛肉・豚肉・鶏肉）の消費量は、１９６０年から２０１９年の間に、約10倍に増加しているのに対し、お米の消費量は半減しています。穀物、野菜、魚中心の和食から欧米食への変化は、日本人の腸内環境にも大きな影響を与えています。年齢が上がると悪用菌が増える傾向にあり、腸も老化して腸内環境が悪くなります（26頁）。腸の老化を防ぐために、食習慣を見直して、悪用菌が好む食品を少なくするように改善していきましょう。

悪用菌が好む食材を食べる影響

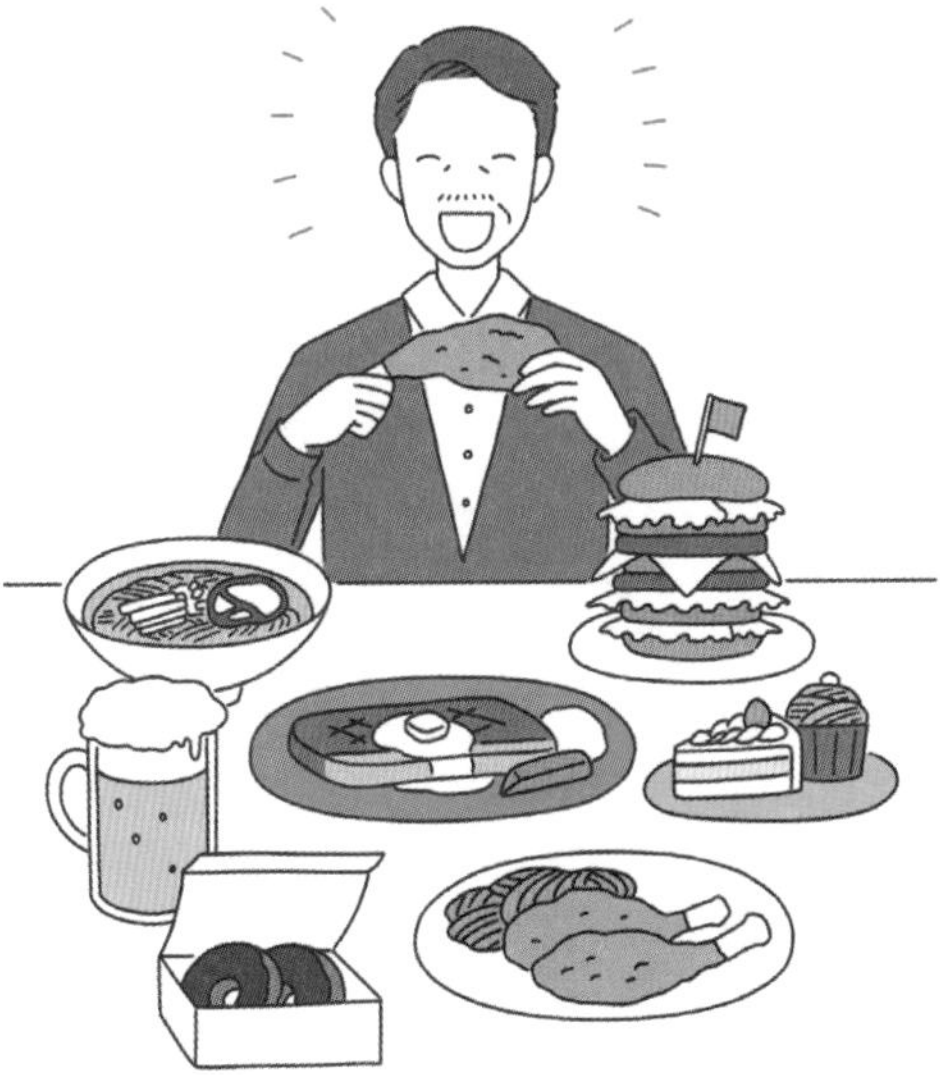

動物性タンパク質、脂肪、砂糖が多い食事をとると、悪用菌が増え腸内環境が悪化します。腸内環境の悪化は、さまざまな不調や病気の原因となります。

Point

- ▷悪用菌は、動物性タンパク質、脂肪、砂糖が多い食事で増加します。
- ▷腸の老化を防ぐために、悪用菌が好む食品は少なくしましょう。

お酒の飲みすぎ

お酒は飲み方次第で、薬にも毒にもなります。適度な飲酒はリラックスができて身体によいのですが、とりすぎるとさまざまな悪影響があります。

適量のお酒で死亡率が下がり、一定量を超えると死亡率が上がることが報告されています。飲みすぎは、腸内フローラのバランスを崩し、身体に有害な物質を産生する悪用菌の割合が増えることがわかっています。また、飲酒と大腸がんの関連性が強いことも確認されています。

アルコールを分解する酵素の個人差は大きく、老化によっても変化します。少量の飲酒でも人によっては害になり、年齢によってもお酒の適量は変化します。飲酒によるさまざまな悪影響を抑えるには、お酒は少量にして飲みすぎないことです。

乳酸菌は飲酒で増える悪用菌を減らし、有害物質も減ることも動物による研究で報告されています。**飲酒のおともは、乳酸菌がいるお漬物、キムチ、ナチュラルチーズなどがよさそう**です。

適度な飲酒量とは?

一般男性の場合

- 日本酒…1合（180ml）
- ビール…中瓶1本（500ml）
- 缶チューハイ（アルコール度数7%）…1本（350ml）
- ワイン…グラス2杯（200ml）

＊すぐに顔が赤くなる人、女性、高齢者はアルコール分解が遅いので、これより少ない量が目安になります。

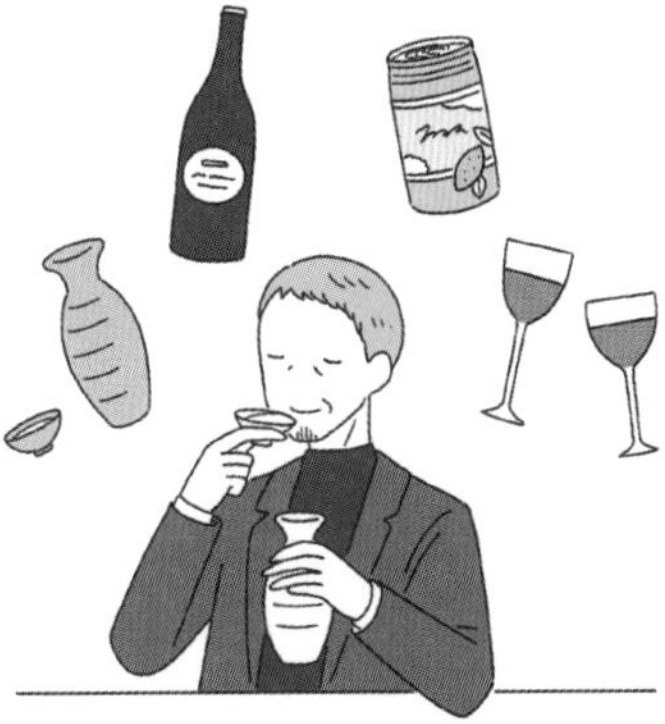

適度な飲酒量は1日あたり純アルコール25gまでです。週に2日は休肝日を設けましょう。

Point

▷飲みすぎると、悪用菌の割合が増え、腸内環境は悪くなります。

▷飲酒のおともは、乳酸菌がいる漬物、キムチ、ナチュラルチーズなどを。

人工甘味料

人工甘味料は、小腸で吸収されずに大腸まで移動して、腸内フローラを乱すことが明らかになっています。**人工甘味料が多く含まれている食品は、腸のために控えた方がよい**でしょう。

人工甘味料は、世界で広く使われている食品添加物です。砂糖の何百倍もの甘さをもちながら、カロリーはごくわずかなので、体重増加を防ぐために、ダイエットソーダやカロリーゼロの飲み物に広く使われています。やせるために砂糖ではなく、人工甘味料を利用している人も少なくないと思いますが、人によっては人工甘味料が食欲を高めてしまう可能性も報告されています。つまり、やせるのに役立たないばかりか、むしろ太る原因になってしまうこともあるということです。

さらに人工甘味料には、もっと甘味が欲しくなってしまう甘み依存症のリスクがあります。人工甘味料はできるだけ避けて、メープルシロップやはちみつなど天然由来の甘味料を選びましょう。

人工甘味料の食品表示について

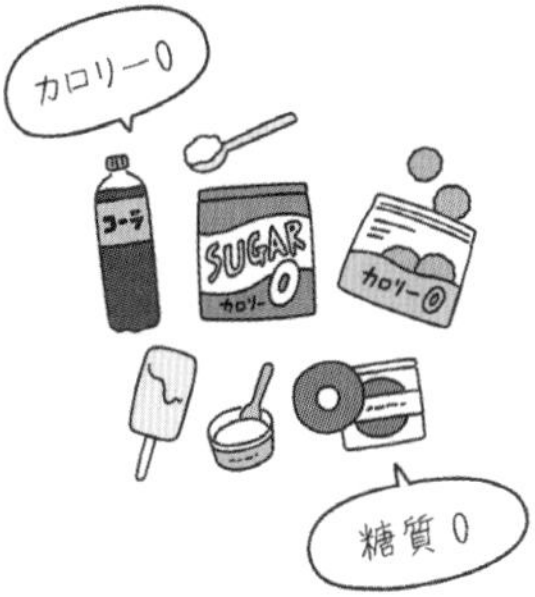

日本で使用されている甘味料にはサッカリン、アスパルテーム、ネオテーム、スクラロース、アセスルファムKなどがあります。食品表示から、「人工甘味料」の「人工」は記載しないことになり、現在は食品の原 材料名に、以下の例のように記載されています。

甘味料（ステビア）
甘味料（スクラロース、アセスルファム K）
甘味料（アスパルテーム・L- フェニルアラニン化合物、アセスルファム K）

加工食品を購入する場合は、以下を注意するとよいでしょう。

・食品表示ラベルの原材料名をチェックしましょう。
・材料が少なくなるべく自然のものを選びましょう
・人工甘味料が含まれていたら、できるだけ他の商品を探しましょう 。

Point

▷人工甘味料は、大腸まで到達し、腸内フローラを乱します。

▷人工甘味料は腸のためにもできるだけ避けて、天然由来の甘味料を選ぶようにしましょう。

よく噛まずに食べる

食べ物を噛むことは、消化の最初のステップです。**よく噛むと食べ物が細かくなり、消化・吸収しやすくなるので、腸の負担が減少します。**

一方、よく噛まないと最初の消化がよくできず、胃や腸に負担がかかり腸内環境を悪くします。歯が悪いと下痢や便秘になる人が多いのは、よく噛めずに消化不良となるからです。

よく噛むと唾液アミラーゼが分泌されて、最初の消化がスムーズに進みます。また、副交感神経が活性化し、胃腸の動きが活発になり、健康的な排便ができます。さらに、噛むことは「満腹感」の自覚にもつながります。よく噛むことはとても大切です。**年をとると、老化による口周りの筋肉や歯が衰え、自然と噛む回数が減ってしまうので、よく噛むことをより意識しましょう。**急がず、慌てず、よく噛んで、料理を味わって食べると、よりおいしく感じられ、腸の負担も減り、腸の老化防止につながります。

よく噛まずに食べるvsよく噛んで食べる

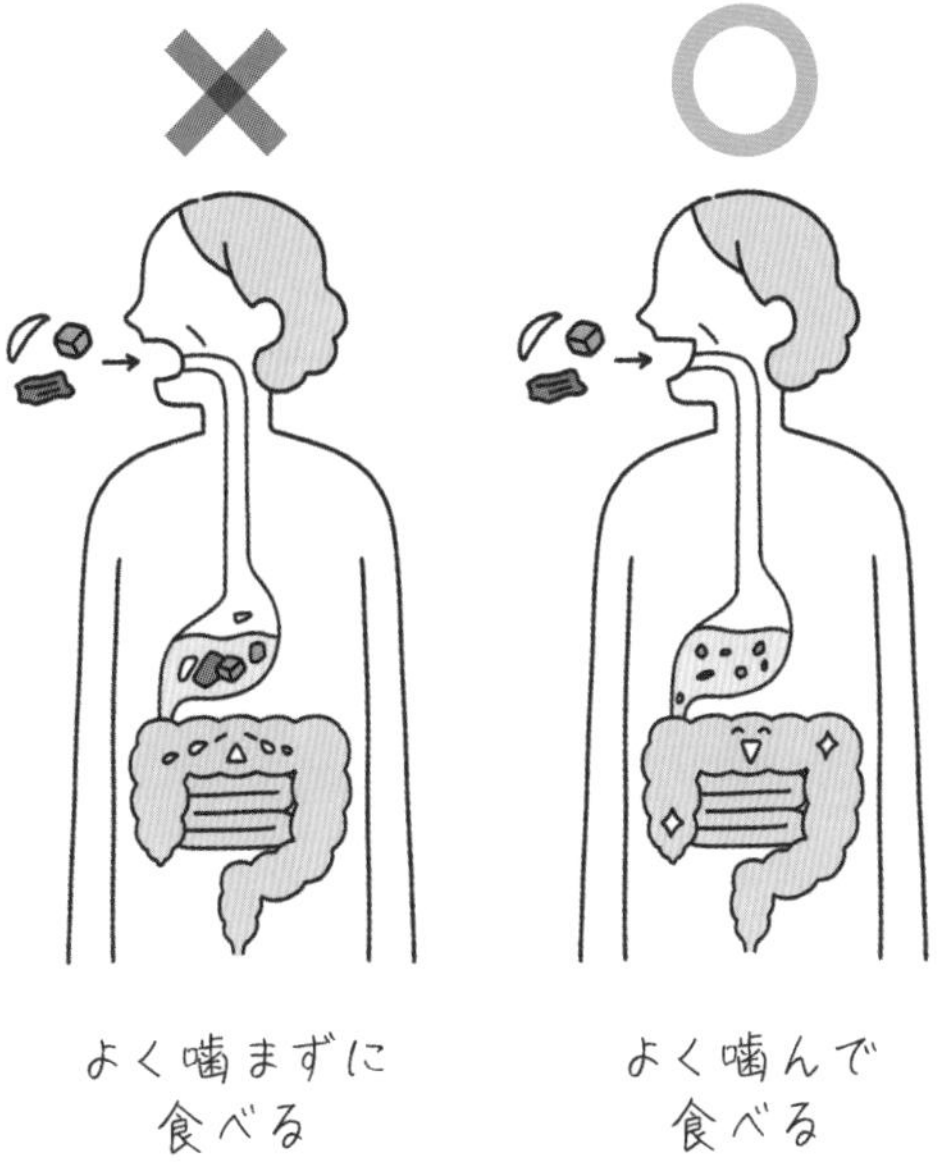

よく噛んで食べると食べ物の表面積が広がり、胃液に触れる面積が増えて消化がスムーズに行われます。よく噛まないで食べると最初の消化がよくできず、胃と腸に負担がかかり腸内環境が悪くなります。

Point

▷よく噛まないで食べると、胃や腸に負担がかかり腸内環境を悪くします。

▷老化によって噛む回数が減るので、年齢が高くなるほど、よく噛むことをより意識しましょう。

不規則な食習慣と不規則な生活

食事の時間が毎日ばらばらだったり、間食が多かったりと**不規則な食事は、体内時計のリズムを狂わせ、腸内フローラが乱れる原因になります。**深夜の食事は、腸が活発になる夜の時間帯の働きを妨げ、身体によいものでも同じものばかり食べていると、特定の菌に偏りが出て、腸内細菌の多様性が低くなります。このように不規則な食習慣は腸内環境を悪化させます。

同様に、不規則な生活習慣も腸に悪影響を与えます。朝起きる時間や寝る時間が毎日ばらばらで、メリハリなく1日をだらだらと過ごすと、体内時計のリズムが狂い、腸内フローラが乱れます。睡眠不足は、ジャンクフードが無性に食べたくなるなど脂質や糖質の欲求が非常に高まり、普段以上に悪用菌の好物を食べてしまうと言われています。

高齢になると、体内時計も老化するため、不規則な食習慣と不規則な生活習慣の見直しがより大切です。**腸を老化させないためにも「規則的」を意識しましょう。**

腸のためストップしたい悪習慣

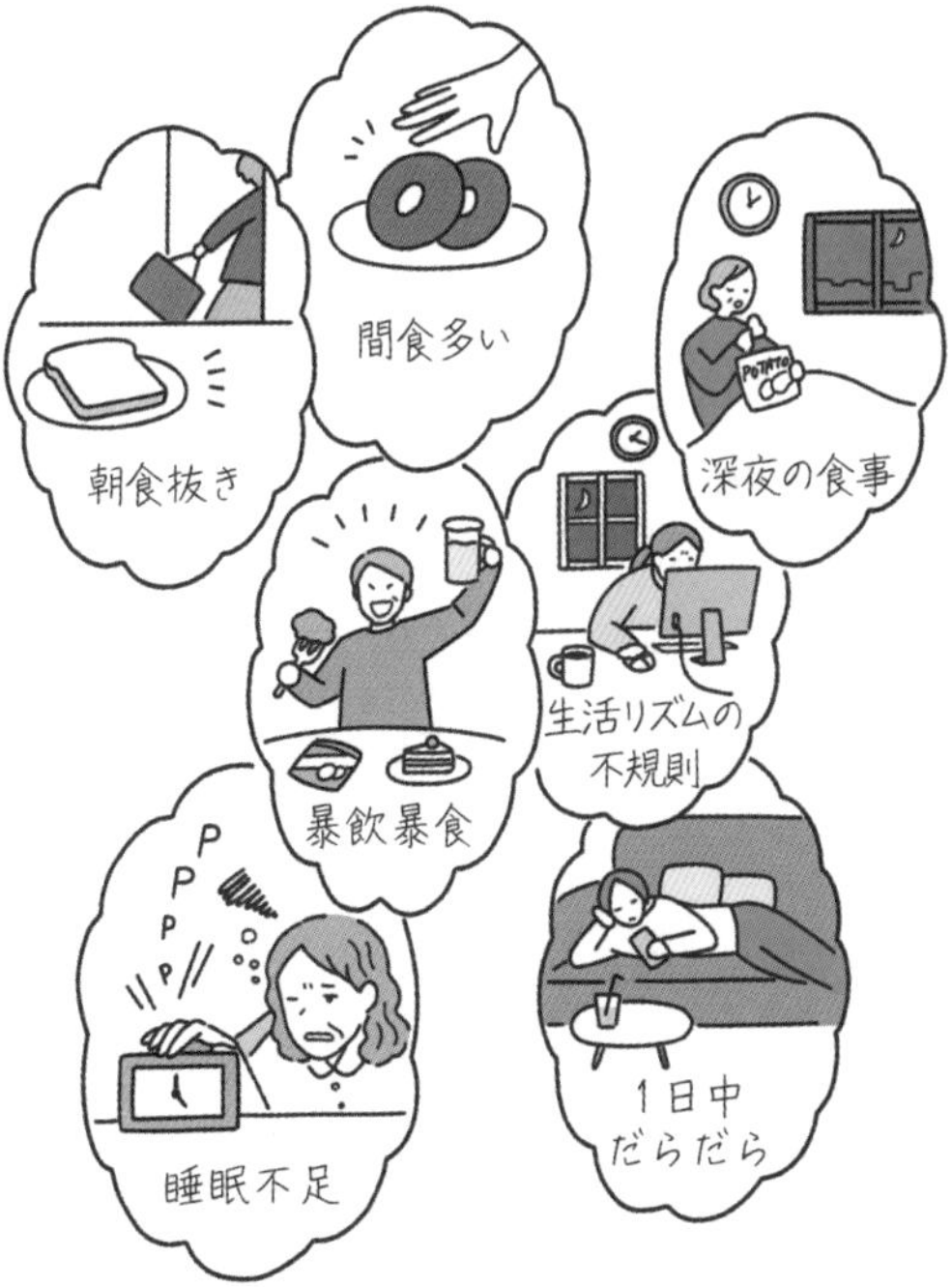
朝食抜き
間食多い
深夜の食事
暴飲暴食
生活リズムの
不規則
睡眠不足
1日中
だらだら

不規則な食習慣、不規則な生活習慣は腸内フローラの敵、ストップすべき悪習慣です。

Point

▷不規則な食習慣、不規則な生活習慣は、体内時計のリズムを狂わせ、腸内フローラを乱します。

糖質制限ダイエット

ダイエットのために糖質制限を行う人が増えています。糖質制限のために炭水化物を抜く人も多いと思いますが、炭水化物には糖質の他に食物繊維も含まれています。さつまいもも糖質が多いため、糖質制限中には避けたほうがよい食材になります。**糖質制限ダイエットは、糖質だけでなく、食物繊維の摂取が減ってしまい、腸内フローラが乱れる原因になります。**糖質制限ダイエットにより下痢や便秘に悩まされる方がいるのはこのためです。

食物繊維は腸内細菌の大事なエサとなります。腸の健康の観点からは、糖質制限ダイエットは、食物繊維不足を招き、他の有益な成分もとれず食事の多様性を損なうリスクを考えるとおすすめできません。糖質制限がもたらすメリット、デメリットは、その人の年齢、体質、身体の状態によって変わってくると思われます。行う場合は、食物繊維をできるだけとって、腸内環境が悪くなっていないか、「腸年齢セルフチェック」（2頁）も行いながらやっていきましょう。

糖質の多い食品例

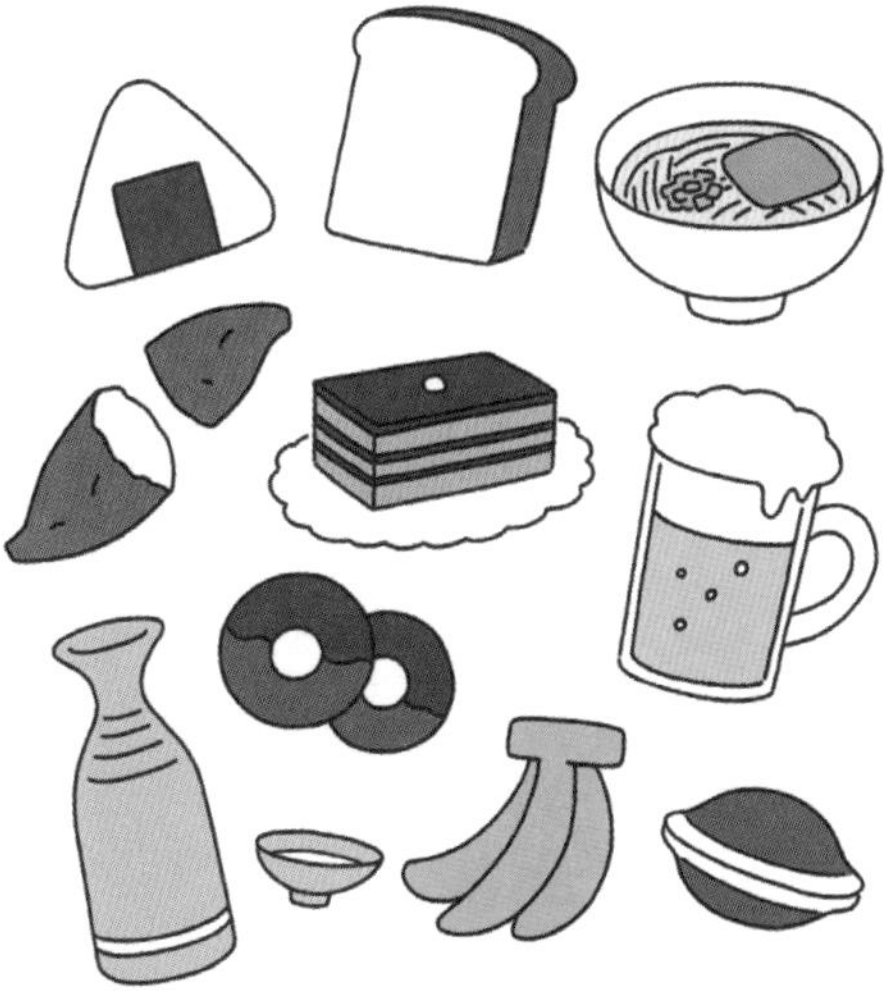

ご飯、パン、麺、いも類、お菓子、ビール、日本酒などは、糖質が多く、糖質制限ダイエット中は避けた方がよいものになります。糖質が多い食品の中には食物繊維をはじめ身体によい成分が含まれているので、糖質制限すると、それらがとれないデメリットがあります。

Point

▷糖質制限ダイエットを行う場合は、食物繊維不足に注意が必要です。

Column

腸内細菌が食べたいものをコントロール!?

食習慣が腸内環境に大きく左右されることをここまで述べてきましたが、食べ物が腸内細菌に与える影響だけでなく、逆に腸内細菌が私たちの食べ物を選択している、嗜好に影響を与えているというビックリの話が明らかになってきました。

カリフォルニア大学のマーレイ教授らの研究グループによると、腸の中で腸内細菌は過酷な生存競争をしており、腸内細菌は自分が成長するために人の味覚を変化させて特定の食品をよりおいしく感じさせたり、空腹を誘発するホルモンを出して空腹感を増したり、逆に食欲を抑制するように操作したりするそうなのです。

腸内細菌は、宿主の健康よりも自らの繁栄に有利になるように働きかけることさえあり、腸内環境が悪化するような高脂質の食事を好む悪用菌に食欲を操られていることもあるそうです。揚げ物や甘いものが猛烈に食べたいなど、あなたの腸内細菌の指令なのかもしれません！

第4章

腸を整える生活&メンタル習慣

自律神経を整える

　老化で生じる種々の不調の改善には、腸内環境を整え、腸を老化させないことが鍵となります。ここに自律神経が大きく関与しています。よく耳にする自律神経という言葉ですが、実際何かご存知でしょうか。

　自律神経は、内臓の働きなどの生命維持に必要な働きを、私たちの意思と関係なく、自律的にコントロールしています。昼間や活動しているときに活発になる「交感神経」と、夜間やリラックスしているときに活発になる「副交感神経」の2種類あり、腸の働きは副交感神経にコントロールされています。

　ストレスが多い現代社会では、交感神経が過剰になりがちです。交感神経が高まると、腸の働きが悪くなります。便秘や下痢になったりして、腸内環境が悪くなります。腸のためには、意識的にリラックスする時間を作ることが大切です。

　この章では、自律神経が整う、腸にやさしい生活&メンタル習慣について学び、生活にとり入れていきましょう。

自律神経と腸の関係

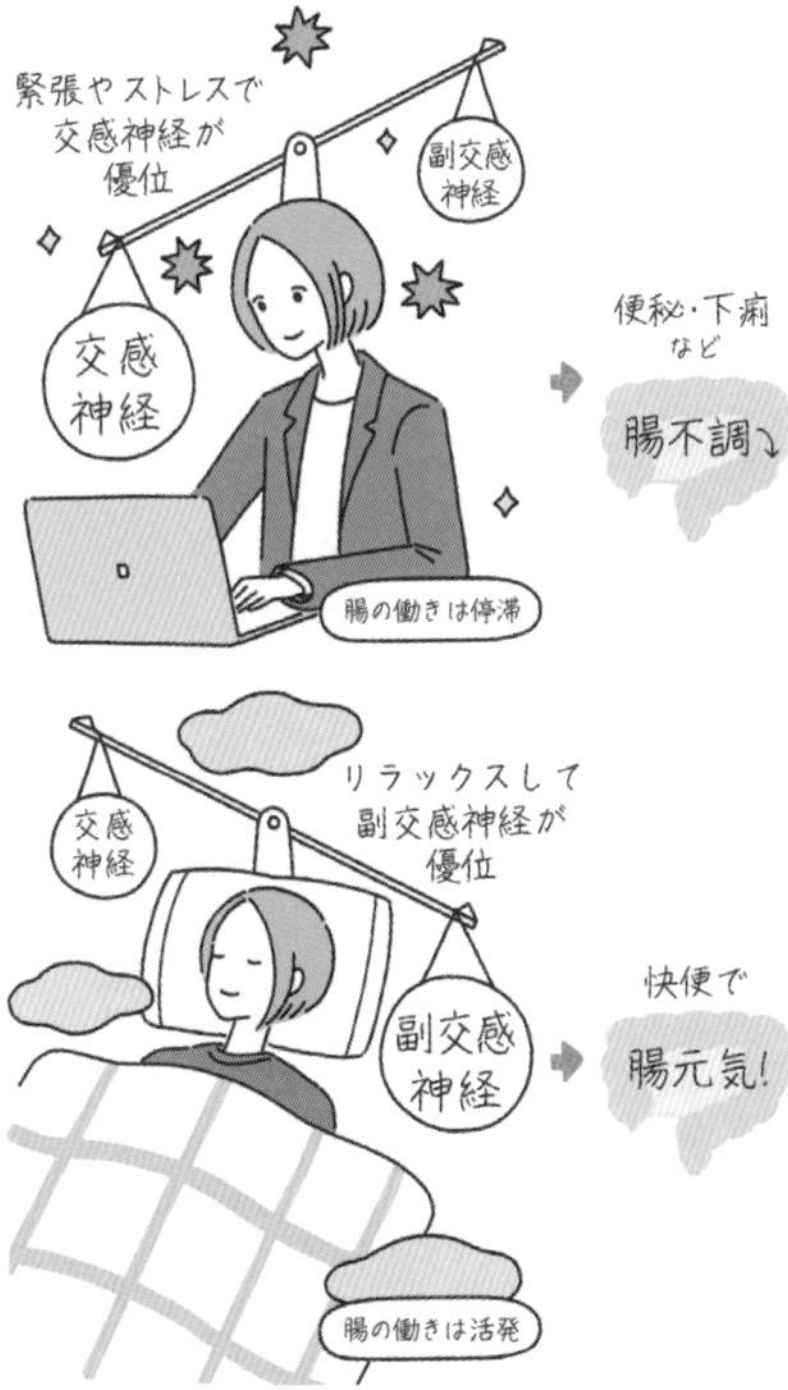
緊張やストレスで
交感神経が
優位
副交感
神経
交感
神経
便秘・下痢
など
腸不調↓
腸の働きは停滞
交感
神経
リラックスして
副交感神経が
優位
副交感
神経
快便で
腸元気!
腸の働きは活発

腸の働きは副交感神経にコントロールされています。ストレスは、交感神経を優位にするため、腸の働きが悪くなり、便秘や下痢の原因になります。

Point

▷腸のためには、意識的にリラックスする時間を作ることが大切です。

腸と体内時計

腸内環境を整えるために、もう1つ意識しておきたいのは、**腸と体内時計の関係性**です。

体内時計は、前項で説明した自律神経や、睡眠・目覚め、体温・血圧などの生理機能が、1日のリズムの中で動くように調整しています。腸も腸内細菌たちも、体内時計のリズムに合わせて動いていています。体内時計は、実は24時間ぴったりではないので、朝の太陽の光でリセットして合わせることが必要です。

また、もう1つポイントがあり、それは**体内時計を合わせるためには、毎朝、同じ時刻に朝食を食べること**です。腸などの臓器は、朝の太陽ではなく、食事、とくに朝食が体内時計を合わせるきっかけになっているようです。

このように、腸内環境が整い維持されるためには、体内時計が適切に刻まれていることが大切です。そのためには、規則正しい生活と規則正しい食事の習慣が必要になってきます。

体内時計のリセット

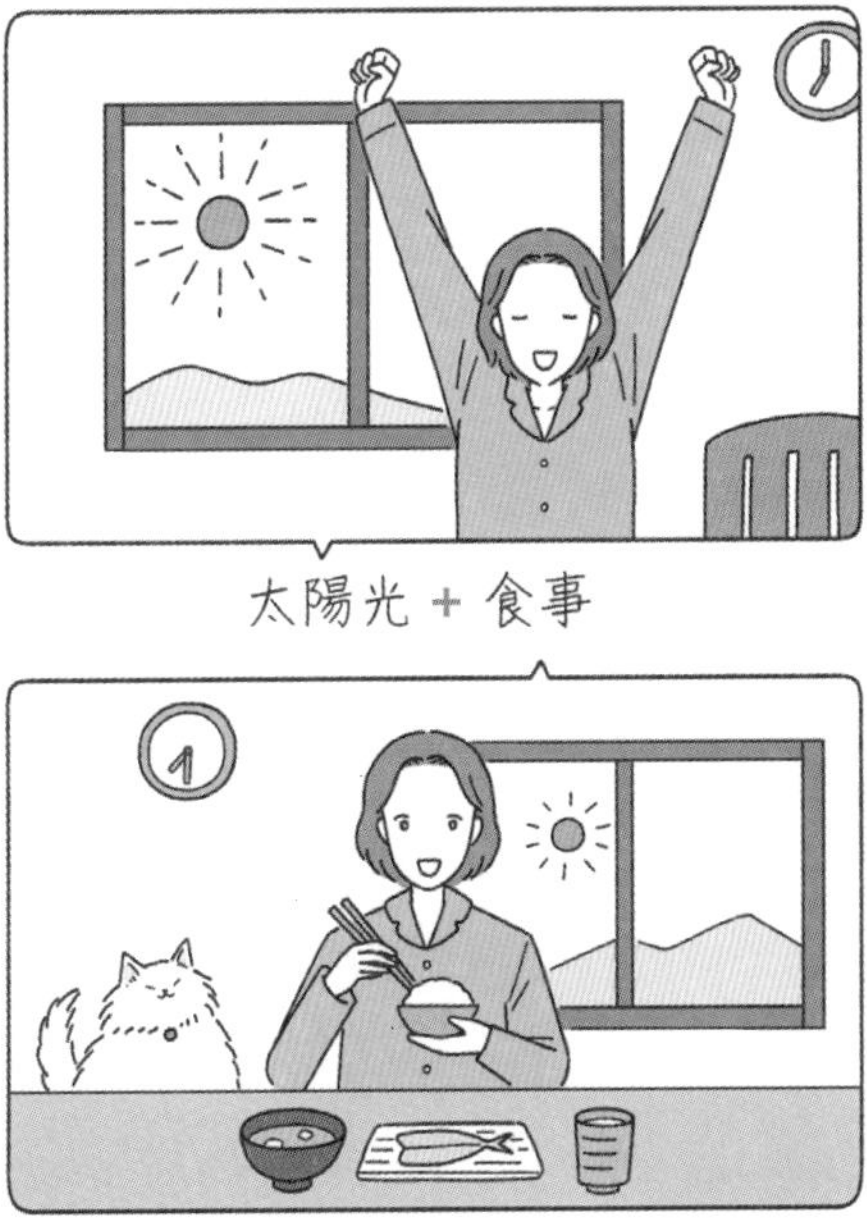

「朝の太陽の光」と「朝食」のダブルの刺激が、体内時計の時間のズレをリセットしてくれます。
腸と腸内細菌の活動リズムも整います。

Point

▷腸と腸内細菌は体内時計の影響を受けます。

▷体内時計が適切に刻まれるために、規則正しい生活と食事が大切です。

自律神経と体内時計の老化

　身体が老化するように、腸が老化することは1章で紹介しましたが、自律神経と体内時計も老化することを知っておきましょう。

　交感神経は加齢による影響はあまりないのですが、**副交感神経の働きは年齢とともに低下するため、老化により、自律神経が乱れやすくなります。**身体のだるさ、不眠、発汗、ほてり、動悸、めまい、頭痛などの症状や、疲れやすくなるのは、自律神経の老化が原因の可能性があります。

　体内時計のリズムも老化によって大きく変化します。年齢が上がると、若い頃にくらべて早寝早起きになるのは、体内時計の老化が原因です。体内時計の周期が地球の自転の24時間に近いほど、寿命は長くなるとされています。

　自律神経と体内時計を整える生活&メンタル習慣は、腸を整えることになり、腸の老化、自律神経と体内時計の老化を防止することにも役立ちます。次項から紹介する腸活のための生活&メンタル習慣をスタートしましょう。

老化による自律神経の変化

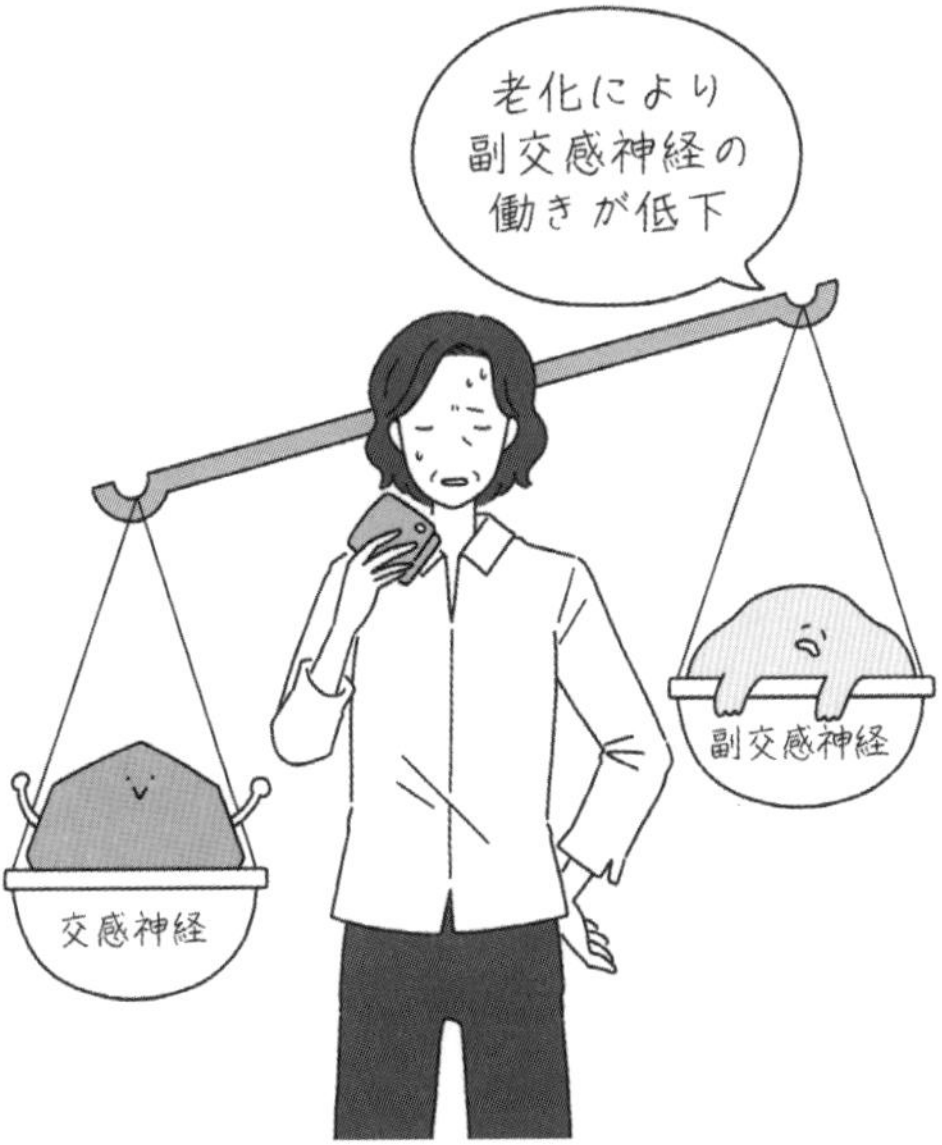

老化により、特に副交感神経の働きが低下し、自律神経が乱れやすくなり、さまざまな不調の原因になります。腸も乱れ、身体の老化、腸の老化がすすみます。

Point

▷自律神経と体内時計のリズムは、老化によって変化し乱れます。

▷年齢が上がると生活習慣&メンタル習慣の改善が腸にとってもより大切です。

腸によい朝の習慣

朝は、**毎日同じ時間に起床しましょう。**就寝時間が遅い日も、同じ時間に起きることが大切です。起きる時間が毎日違うと体内時計がずれて睡眠リズムも狂います。起きたら、**1杯の水を飲みましょう。**腸が刺激されて動き出します。冷たい水より常温の水か白湯がおすすめです。そして、**太陽の光を浴びましょう。**朝日によって、体内時計が正しくリセットされます。

朝食は必ず食べましょう。朝食も体内時計のリセットを助けます。朝食は腸を刺激して、そのぜん動運動を促し、便意を起こすスイッチになります。少しでもよいので何か口にしましょう。

朝食を食べた後は**トイレタイムをとりましょう。**便意がなくても決まった時間にトイレに行く習慣を作りましょう。朝、時間がなくて急いでしまうと、交感神経が一気に高まり排便にも影響します。余裕がもてる時間に起きて、朝の副交感神経が優位なうちに排便して、すっきり1日をスタートしましょう！

朝の習慣

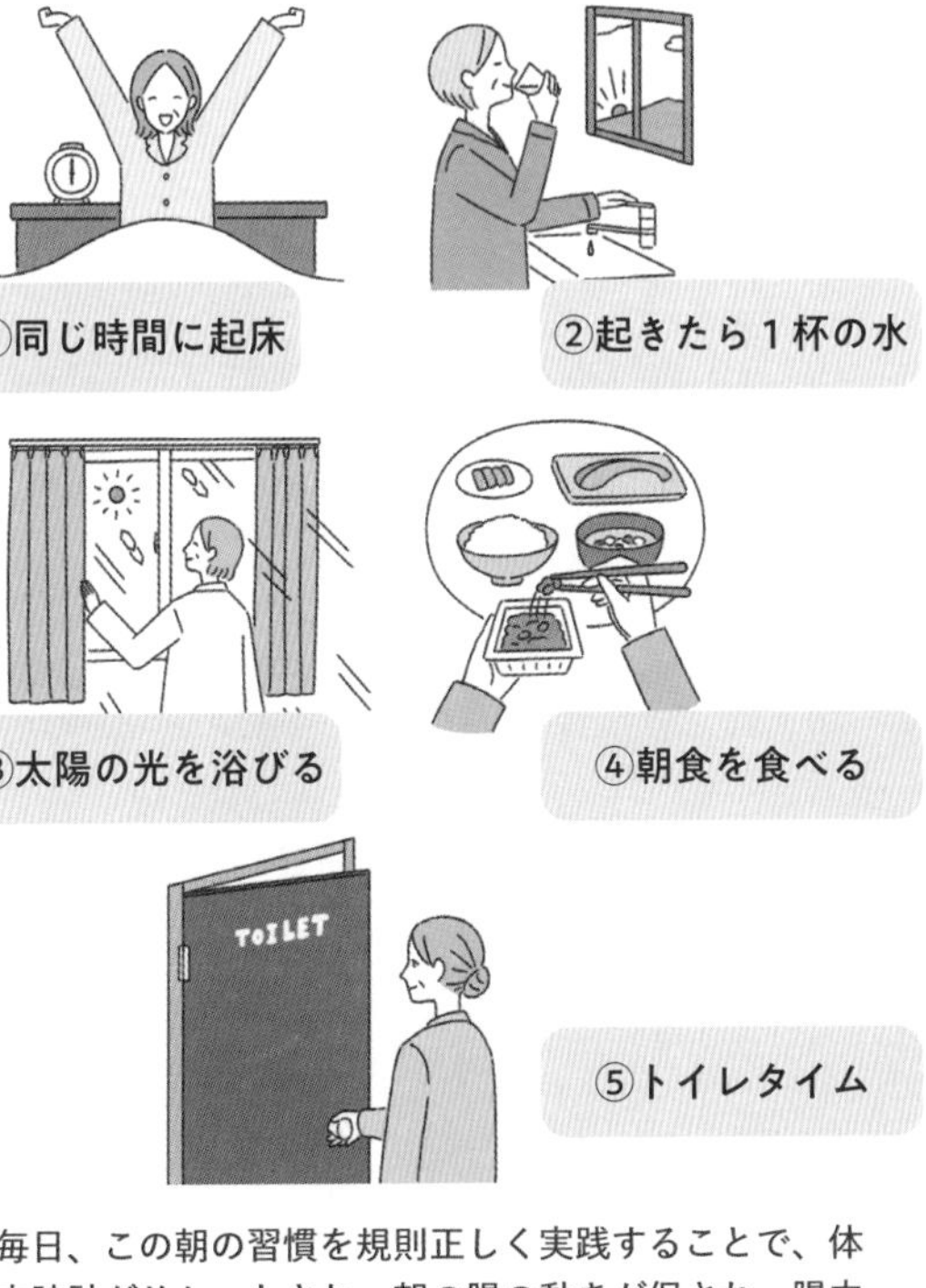

①同じ時間に起床
②起きたら１杯の水
③太陽の光を浴びる
④朝食を食べる
TOILET
⑤トイレタイム

毎日、この朝の習慣を規則正しく実践することで、体内時計がリセットされ、朝の腸の動きが促され、腸内環境が整っていきます。

Point

▷朝の規則正しい習慣は、腸内環境を整えてくれます。

▷朝にすっきりと排便して1日のスタートを切りましょう。

腸によい夜の習慣

夜はリラックスモードに切り替えていきましょう。

夕方以降に軽い運動をしましょう。帰宅時に30分程歩いたり、ヨガやジムなどで身体を動かしたりすると、幸せホルモンと言われるセロトニンが増えて、よい睡眠につながります。**夕食は野菜中心の軽めに、就寝3時間前にすませましょう。**朝おなかがすいて起きるくらいの量が、腸の働きを助けます。夕食を終えたら**リラックスお風呂タイム**を楽しみましょう。シャワーですませずに、ぬるめの湯舟にゆっくり浸り、よりリラックスして自律神経を整えます。

睡眠時間をしっかり確保しましょう。睡眠不足により腸の働きは低下してしまうので、睡眠は十分にとって腸の働きを助けましょう。また、寝る前に、首を温めてほぐすと、血流がよくなり副交感神経の働きが高まります。首の温め&ツボ押しも試してみてください（152頁）。

夜は副交感神経を高め、腸を助ける習慣を毎日規則正しく行いましょう。

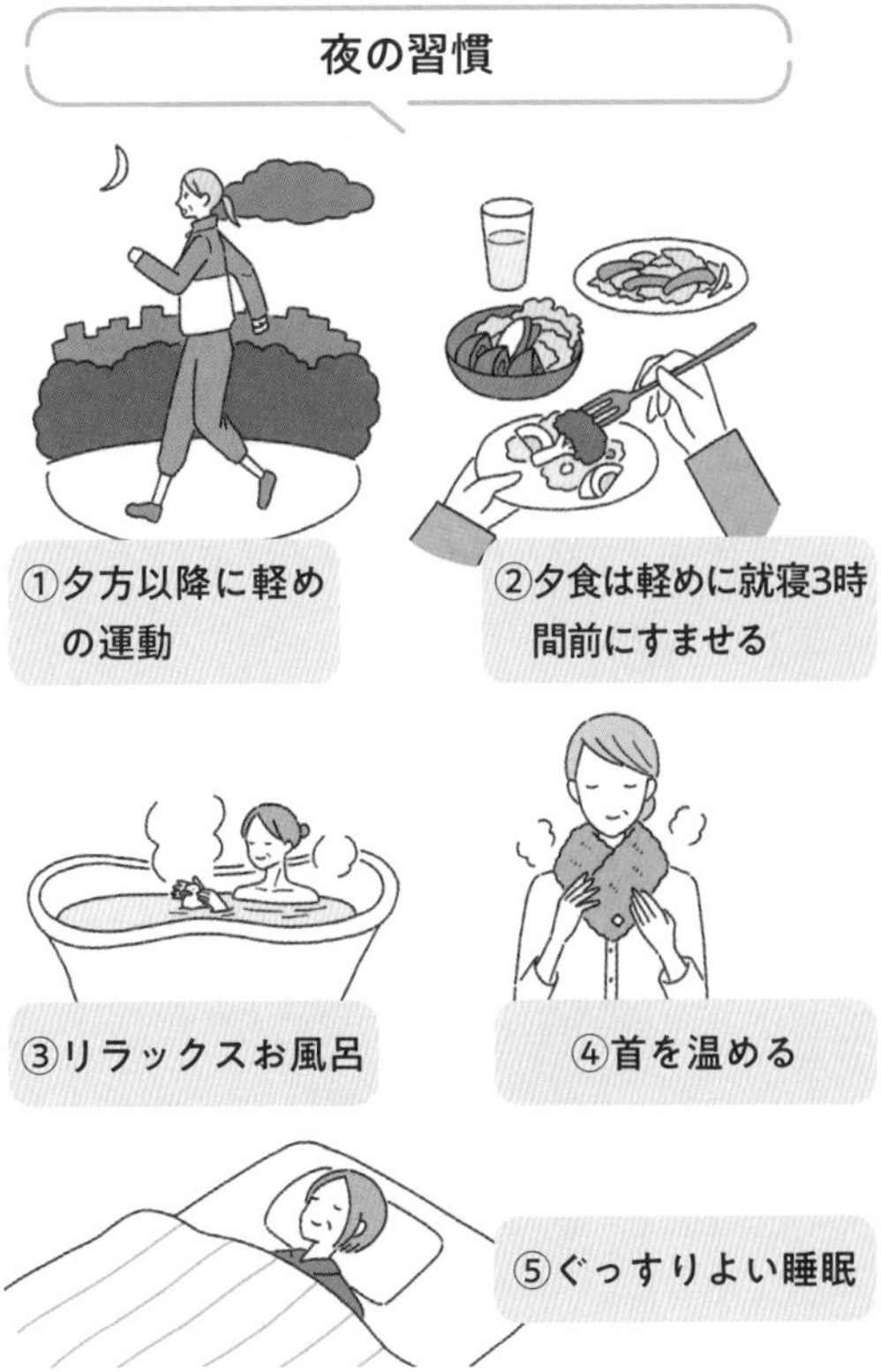
夜の習慣
①夕方以降に軽めの運動
②夕食は軽めに就寝3時間前にすませる
③リラックスお風呂
④首を温める
⑤ぐっすりよい睡眠

毎日、夜の習慣を規則正しく行いましょう。夜は、リラックスして副交感神経優位に切り替えることで、腸内環境が整っていきます。

Point

▷夜の習慣は、リラックスモードで副交感神経優位に切り替えるのが大事です。

腸を守るメンタル

腸は、ストレスのダメージを受けやすい敏感な臓器です。

ストレスにより交感神経が活発になると、腸の動きが悪くなります。ストレスと上手につき合えるメンタルになっていくことが大切です。そのためには、**いつもゆっくり、気長に考える**ことを習慣にしましょう。「まあいっか」「仕方ない」と思えるメンタルは、辛い人間関係や状況からくるストレスをやわらげてくれます。**物事は楽観的に捉えた者勝ち**です。完璧主義では、どうしてもがんばりすぎてしまいがちです。完璧主義は悪いことではありませんが、私たちを緊張させる悪魔なのです。こうでなければという完璧主義を捨てて、がんばりすぎる自分とサヨナラしましょう。

また、**意識してリラックスタイム**を作り、緊張を暖めることも大切です。気持ちが穏やかになる音楽を聞いたり、ぬるめの湯につかったり、マッサージを受けにいったりする時間を、意識的に定期的に作りましょう。

メンタルと腸の関係

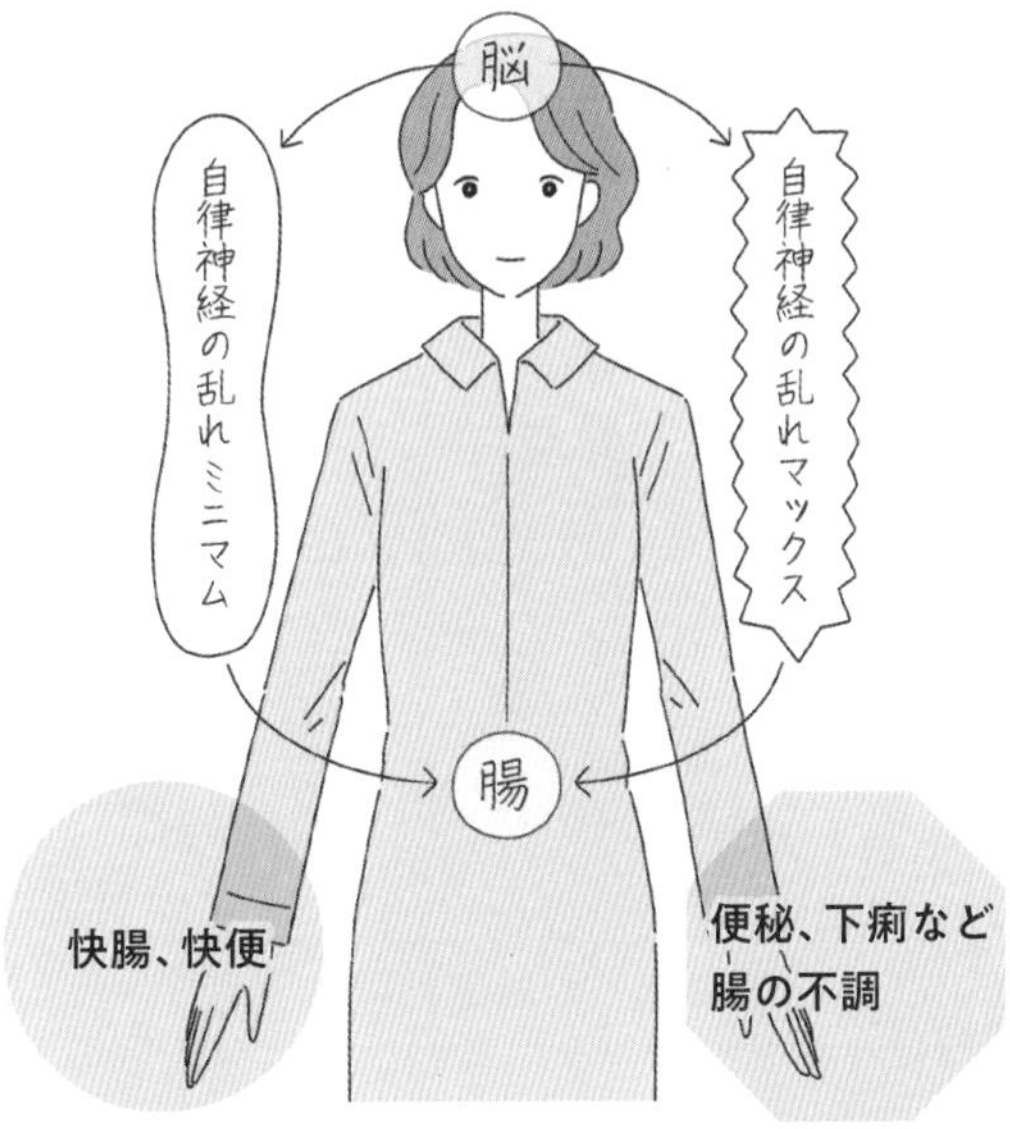
脳
自律神経の乱れミニマム
自律神経の乱れマックス
腸
快腸、快便
便秘、下痢など
腸の不調

完璧主義はストレスを生み、腸にダメージを与えます（自律神経の乱れマックス）。なんとかなる、「まぁいっか」の楽観的なメンタルは、腸を守ります（自律神経の乱れミニマム）。

Point

▷腸はストレスのダメージを受けやすい敏感な臓器です。

▷完璧主義を手放して、緊張とストレスから腸を守りましょう。

深呼吸で腸元気

深呼吸すると、緊張やストレスでざわついた心を落ち着かせることができます。**深呼吸は、交感神経が優位な状態から副交感神経が優位な状態に切り替わるスイッチ**になります。いつでもどこでもできて、便利な方法です。過度な交感神経優位な状態から深呼吸で副交感神経優位にすることにより、腸内環境も整いやすくなります。ここでは、深呼吸の方法を2つ紹介します。

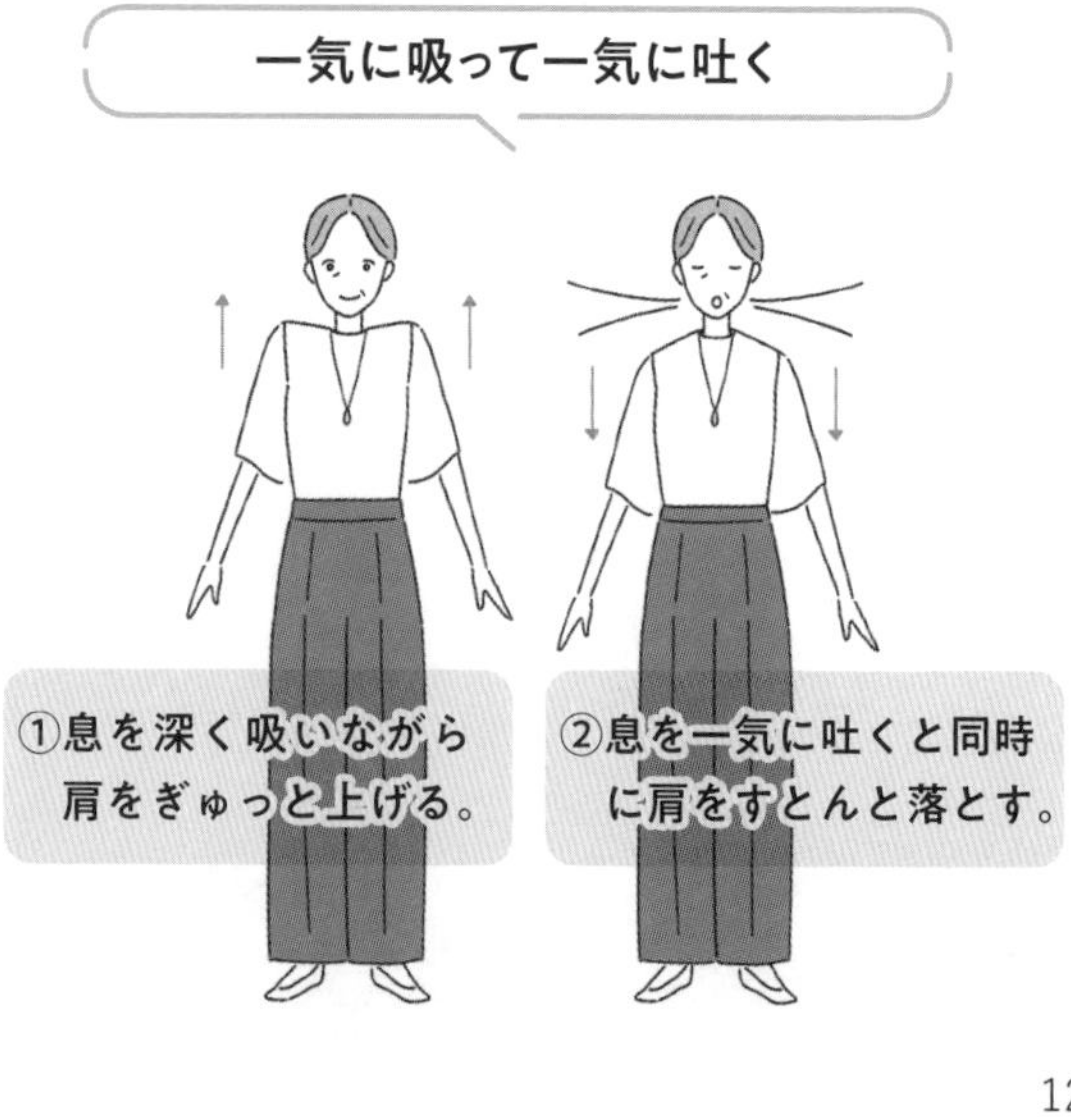
一気に吸って一気に吐く
①息を深く吸いながら肩をぎゅっと上げる。
②息を一気に吐くと同時に肩をすとんと落とす。

1対2の呼吸

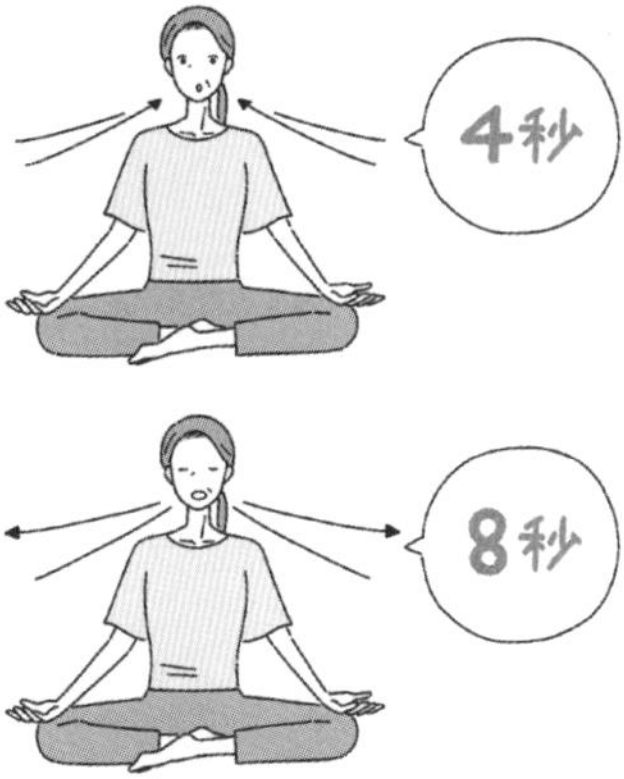

①楽な座法で座ります。
②背筋を軽く引き上げ、手は手のひらを上にして、腿や膝の上に乗せます。鼻から4秒かけてたっぷりと息を吸い込みます。
③8秒間かけて、口から細くゆっくり吐き切ります。

息を長く吐くことによって、副交感神経が優位になり、緊張がゆるみやすくなります。
朝の起床時と夜の就寝前にそれぞれ3分間呼吸することを習慣化するとよいでしょう。

Point

▷深呼吸は交感神経から副交感神経への切り替えスイッチになります。

▷ざわついたときは、いつでもどこでも深呼吸でリセットしましょう。

心のデトックス3行日記

寝る前に1日を振り返り、手書きで日記を3行だけ書くことによって、自律神経が整って、心身をコントロールできる3行日記の方法をここでは紹介します。

ルールは、「手書きで書く」「寝る前に書く」「ゆっくり書く」です。まず日付と曜日を記入しましょう。そして3つのテーマである、**①よくなかったこと　②よかったこと　③明日の目標**について、できるだけ簡潔に書きます。

①はその日失敗したこと、嫌だと感じたことを書き、ストレスを吐き出します。②はその日成功したこと、感動したこと、嬉しかったことを書き、その理由も探しましょう。③は翌日の目標を書くことによって、未来のビジョンを考えましょう。

やっていくうちに、1日のできごとの原因やパターンに次第に気づき、できごとを客観視できるようになり、これが3行目の「明日の目標」に生き、自分でよい流れを作ることにつながっていくのです。

3行日記

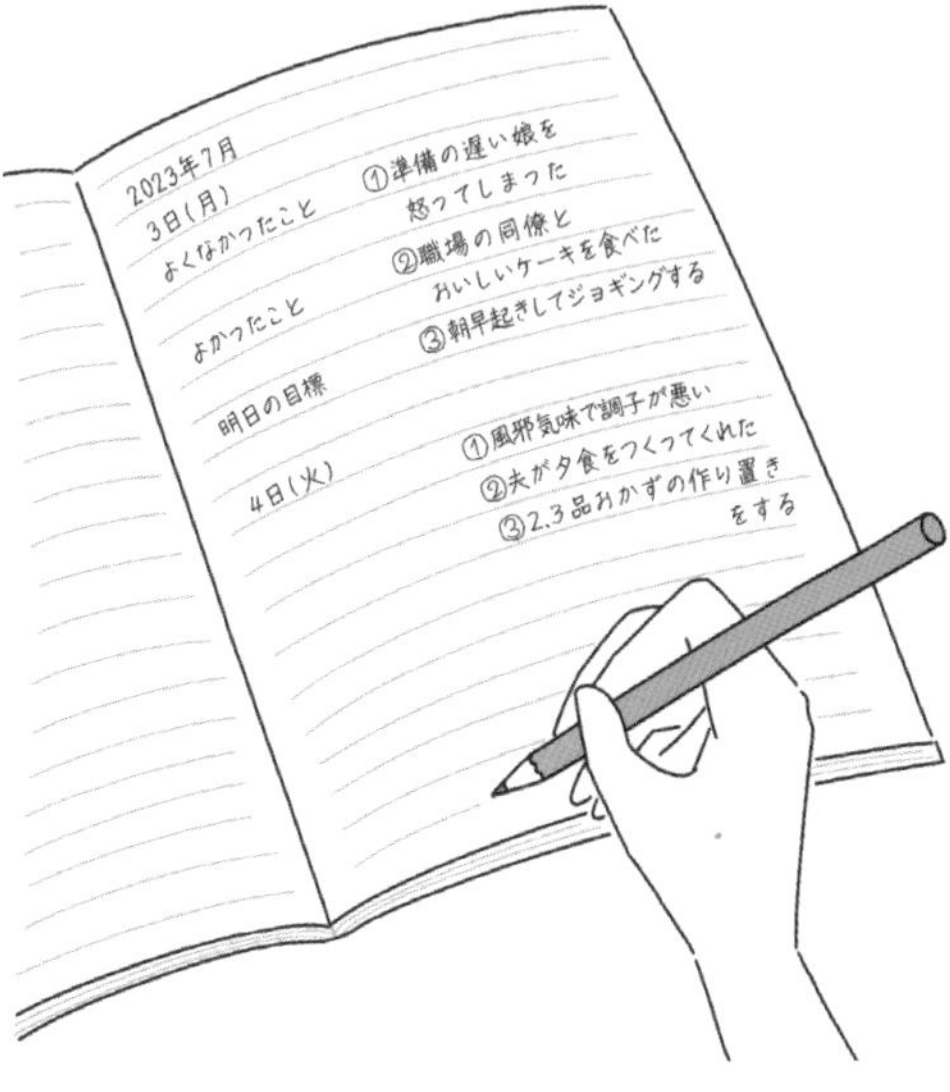
2023年7月
3日(月)
よくなかったこと
①準備の遅い娘を怒ってしまった
よかったこと
②職場の同僚とおいしいケーキを食べた
明日の目標
③朝早起きしてジョギングする
4日(火)
①風邪気味で調子が悪い
②夫が夕食をつくってくれた
③2、3品おかずの作り置きをする

寝る前に、①よくなかったこと　②よかったこと　③明日の目標について、手書きでゆっくりと簡潔に書きます。

Point

- ▷3行日記は心のデトックスになります。
- ▷ゆっくりと丁寧に書くことで、気持ちが落ち着き、自律神経のバランスもよくなります。

ファスティングで腸のデトックス

ファスティング（断食）で空腹の時間を作ると、胃腸の休息になり、老廃物・毒素を排泄する効果（デトックス）が高まると言われています。腸内環境が整い、免疫力向上や肌荒れ改善などの効果が見られます。**断食は腸活の一つの方法**です。

ファスティング期間は、半日から2週間などさまざまです。14〜16時間のプチ断食だととり組みやすいのではないでしょうか。毎日がベストですが、週に1日でもよいので空腹時間を作りましょう。難しければ12時間から、逆に余裕があれば24時間（1日1食）に挑戦してみるとよいでしょう。週に1回の24時間断食は、3日間の本格的な断食と同様の効果が得られるといわれています。

断食中は、水かカロリーのないお茶で気を紛らわすことができます。

朝食抜きは、便意を起こしにくくなるなどデメリットがありますが、ご自分のライフスタイルに合う形でとり組んでみてください。

ファスティングで期待される効果

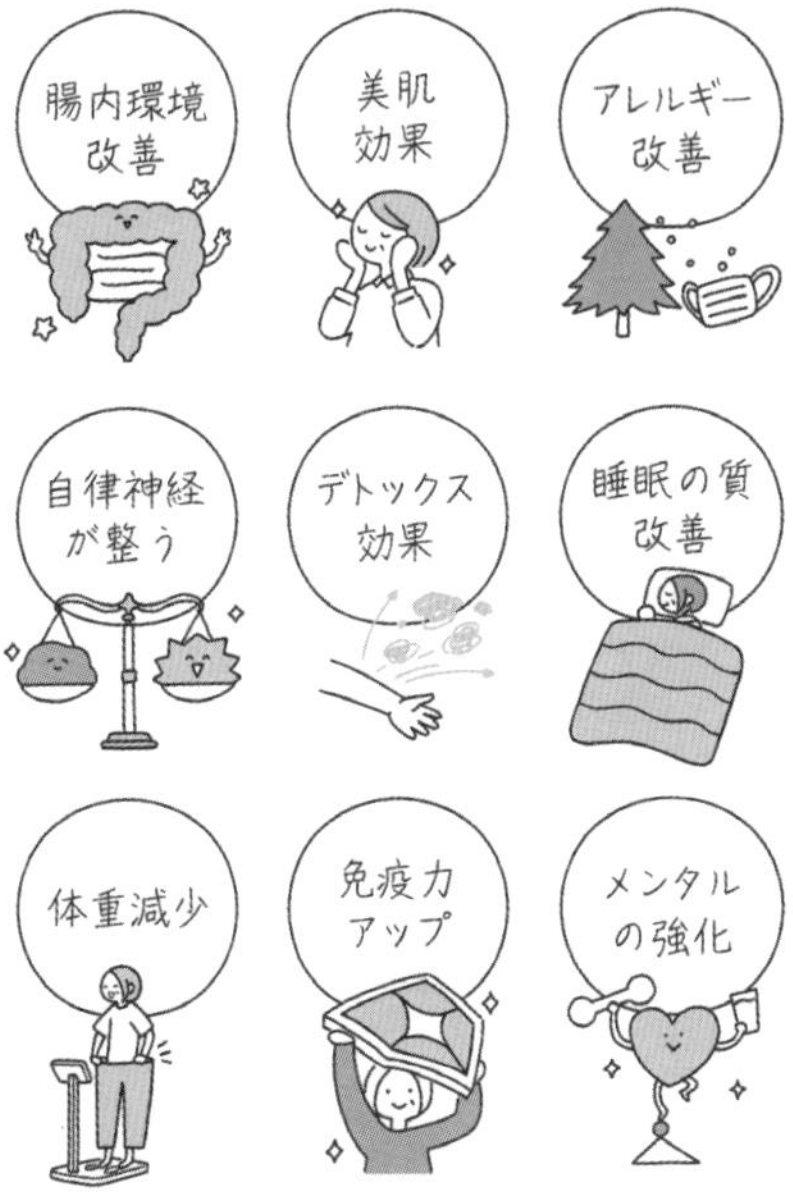
腸内環境改善
美肌効果
アレルギー改善
自律神経が整う
デトックス効果
睡眠の質改善
体重減少
免疫力アップ
メンタルの強化

ファスティングは免疫力のアップ、自律神経が整う、肌がきれいになる、メンタルが強くなるなど、たくさんの効果が期待できます。

Point

▷プチ断食によってデトックスがすすみ、腸が整います。

▷免疫力も向上し、お肌がきれいになります。ライフスタイルに合う方法で生活にとり入れてみましょう。

Column

瞑想が腸活に効く

瞑想時は深くゆっくりした呼吸を行うので、自律神経のバランスが整い副交感神経が活発になり、腸の健康にもつながります。

瞑想は、以前は宗教的なイメージがありましたが、Googleなどの世界的トップ企業が「マインドフルネス瞑想」を社員研修に導入したことで世界に広がり、今や瞑想スクールや専門の体験施設も増えて身近なものになっています。

私たちの脳はたえず過去のできごとや未来に起こることに考えを巡らせ、意識は今ここにいなくなっています。脳は疲れています。

瞑想は呼吸に意識を向けることで「今、この瞬間」に意識を戻して集中し、脳をリラックスさせます。

瞑想の方法

①目を軽く閉じ、ゆっくり口から息を吐く。
②ゆっくりと鼻から息を吸う。
③3分程度から始めて徐々に長くしていく。20~30分できるとベスト。

雑念が湧いたら、これは雑念だと認識することから始めて、受け流していきましょう。

第5章

腸が整う運動とセルフケア

運動で腸内フローラが変わる！

日本初の便秘外来を開設した順天堂大学医学部小林弘幸教授によると、**慢性化した便秘や腸の病気の改善には、運動療法が不可欠**ということです。適度な運動は腸を刺激し、腸の動きが高まるので治りにくい便秘も改善しやすくなります。

運動すると、ストレスの発散ができ、緊張が緩むので自律神経が整い腸の活動が改善します。その結果、有用菌が増えて腸内環境が改善していきます。腸の老化予防にもなります。

腸のためには、軽めの運動が適しているようです。激しい運動はストレスにもなり、逆に腸内環境を悪化させる可能性があります。おすすめの運動療法として、ウォーキングなどの有酸素運動、筋力強化、ストレッチ、ヨガなどがあります。マッサージなどのセルフケアも有用です。運動する頻度は、毎日がベストですが、週2～3回でも便秘が減ると言われています。また、運動を継続することが肝心です。

腸が整う適度な運動

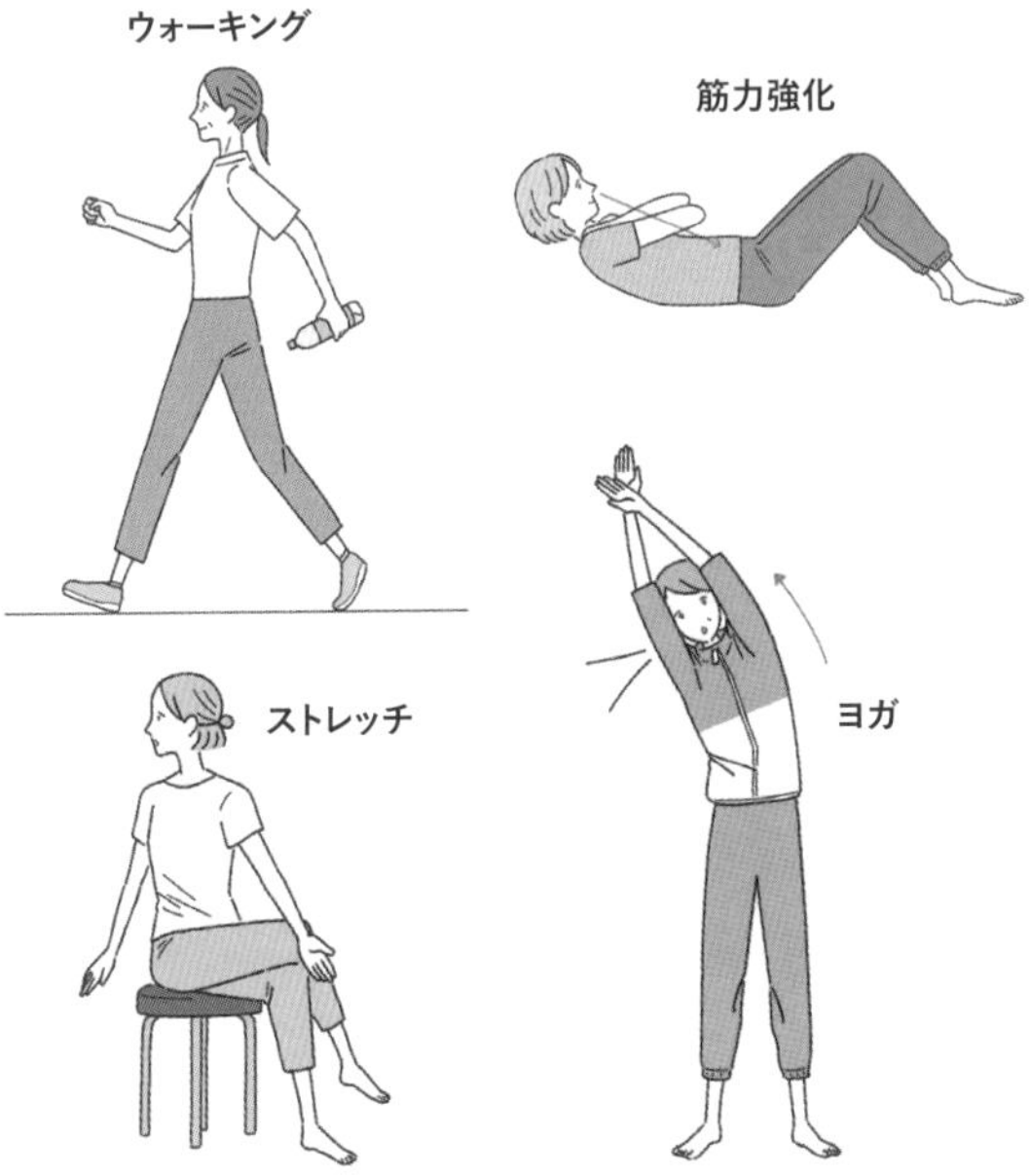

ウォーキング、筋力強化、ストレッチ、ヨガなどの軽めの運動は腸内環境を整えてくれます。毎日の運動がベストですが、難しい場合も週２～３回は行いましょう。

Point

▷腸内環境を整えるために適度な運動は不可欠です。

▷激しい運動は腸内環境を悪化させる可能性があります。

ウォーキング

最初におすすめしたいのは気軽に行えるウォーキングです。**一定の動作をリズミカルに行う有酸素運動は、自律神経のバランスを整えてくれます。**歩くことで、便を押し出す腸腰筋も鍛えられるので、便秘改善も期待できます。ウォーキングによって腸内環境が整い、腸の老化も予防できて、腸は元気になっていきます。ウォーキングには、他にも、肥満解消、高血圧、糖尿病、脂質異常症など生活習慣病の改善、睡眠の改善も期待できます。

毎日ウォーキングするのがベストですが、少なくとも週2～3回、各20～30分行うことがおすすめです。長時間が難しい場合は10分から始めてみましょう。厚生労働省健康日本21では「10分程度の歩行を1日に数回行う程度で健康上の効果が期待できる」とされています。

駅やオフィスで階段を使う、買い物に行くときに遠回りをするなど工夫して、細切れでもよいので、できるだけ歩くようにしましょう。

ウォーキングフォーム

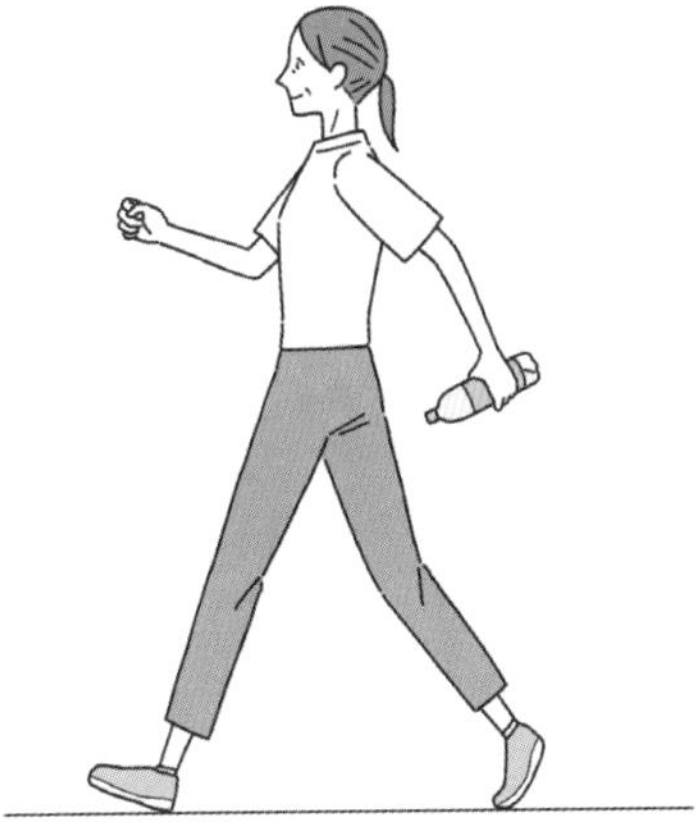

- 視線は自然に前に向ける
- 背筋をのばし頭を空から吊り上げられているように高くキープ
- かかとを意識し、つま先で地面を押し歩き出す
- 膝をのばして、後ろから前に体重移動しながら脚を蹴り出す
- かかとでしっかりと着地
- 水分補給を忘れずに

歩くフォームを意識し、腹筋を刺激するように足を動かし、やや早足で、深い呼吸をしながら歩くと効果的です。

Point

▷リズミカルなウォーキングによって自律神経が整い、腸内環境の改善につながります。

スロージョギング®

「スロージョギング®」もおすすめです。

スロージョギング®とは、**歩くのと同じスピードでゆっくり走るジョギングのこと**です。ゆっくりでも走ることによって重力がかかり、**ゆっくりでも走ることによって腸が左右に揺らされて、便が移動し排泄されやすくなります。**

ゆっくりでも走ることで、歩くよりも余計に筋肉を使うため、筋力が強化されます。

また、エネルギーの消費量は普通のウォーキングにくらべておよそ2倍になります。ウォーキングと同様にリラックスした運動のため、自律神経が整い、腸は元気になります。

運動の時間帯は、早朝は朝日で体内時計がリセットされ、睡眠リズムが自然に整います。夕方は脂肪燃焼効果アップ、睡眠中の成長ホルモン分泌促進、身体の疲労回復、睡眠の質改善などが期待できます。自分の目的に合う、続けられる時間帯に運動しましょう。

スロージョギング®の方法

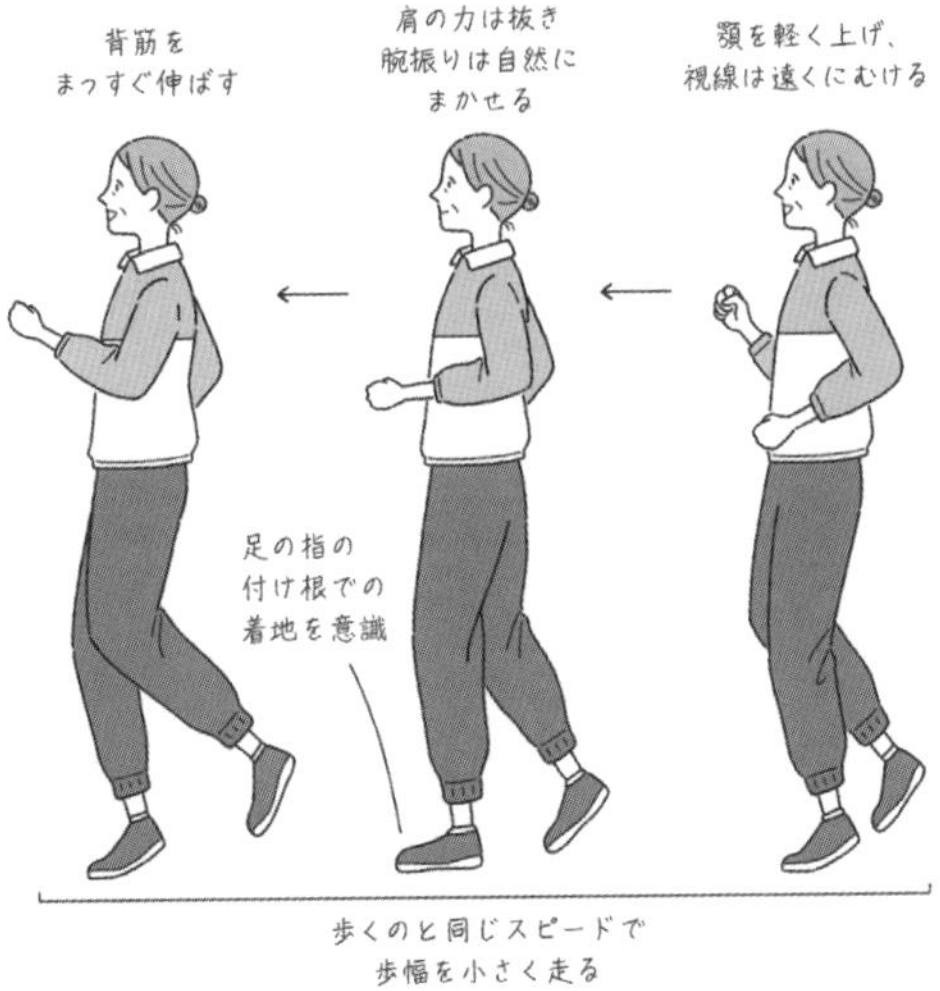

背筋を
まっすぐ伸ばす
肩の力は抜き
腕振りは自然に
まかせる
顎を軽く上げ、
視線は遠くにむける
足の指の
付け根での
着地を意識
歩くのと同じスピードで
歩幅を小さく走る

- あごを軽く上げ、視線は遠くにむける
- 背筋をまっすぐのばす
- 歩くのと同じスピードで歩幅を小さく走る
- 足の指の付け根での着地を意識
- 地面を強く蹴らない
- 肩の力は抜き、腕振りは自然にまかせる

歩くのと同じスピードでゆっくり走るのがスロージョギング®です。

Point

▷スロージョギング®はゆっくりでも走ることで腸が揺さぶられて便秘解消につながります。

筋力強化①

腹筋体操

私たちは排便のときに、腹筋に力を入れて、腹圧をかけて便を押し出しています。腹筋を動かすことによって、腸に刺激が与えられ、大腸のぜん動運動が活発になるので、便意を促しやすくなります。このように便を排泄するためには腹筋が必要不可欠で、腹筋が弱っていると排便しにくくなります。

そんな大切な腹筋ですが、女性や高齢者は弱い傾向にあります。**腸の健康維持や、腸の老化防止のためには、腹筋体操を毎日少しずつでも行い、腸が活発に動くように腸をサポートしましょう。**

腹筋体操を、「腹式呼吸」で行うとより効果的に腹筋を鍛えることができます。腹式呼吸とは、鼻からゆっくりと息を吸いながらおなかを膨らませ、次に口からゆっくりと息を吐きながらおなかをへこませる呼吸法のことです。腹式呼吸により深い呼吸ができるようになることで、腸が刺激されて便意も起こりやすくなるのです。

腹筋体操の例

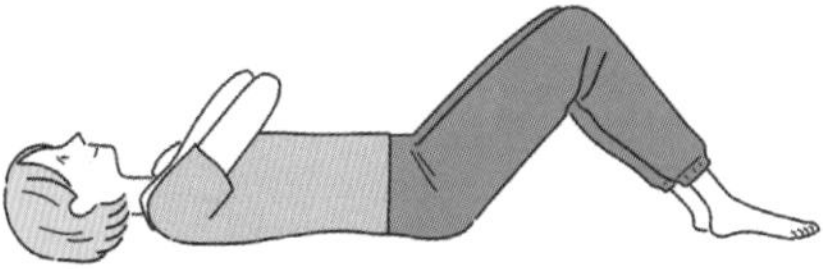

①仰向けに寝ます。足を軽く開いて膝を立て、両手は交差させて肩に当てます。腰に違和感がある方はタオルなど腰の下に入れましょう。

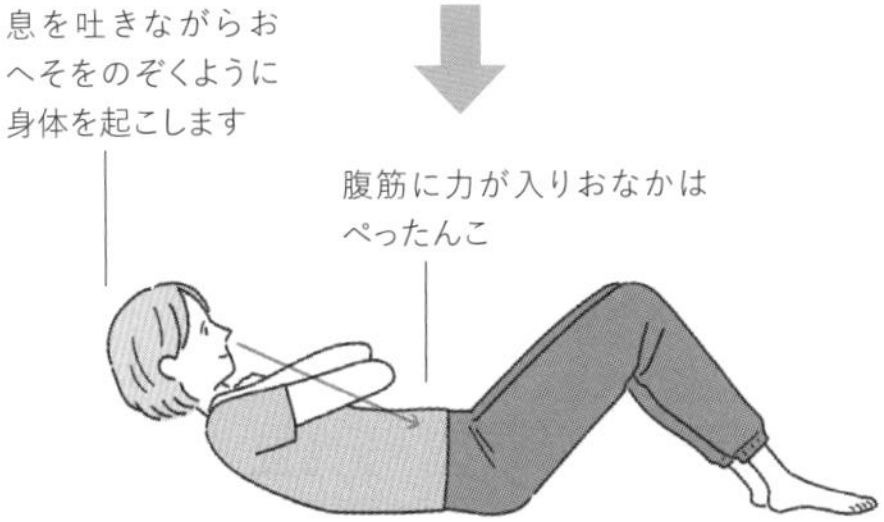

息を吐きながらおへそをのぞくように身体を起こします
腹筋に力が入りおなかはぺったんこ

②腹式呼吸で息を吐くタイミングで顔を上げ、おへそをのぞくように上半身を起こします。息を吸いながらもとに戻します。呼吸を保ちながら、無理のない範囲で繰り返し行いましょう。

Point

- ▷便を出すときに腹筋を使うので、腹筋が弱いことは便秘の原因になります。
- ▷腸内環境を整えるために、腹筋強化にとり組みましょう。

筋力強化②
骨盤底筋体操

骨盤の周りには、股関節を動かし腹部を構成するような大きな筋肉が多くあります。その中で骨盤底筋群は骨盤の底にあって、腸と膀胱《ぼうこう》、女性の場合は子宮を支えています。また、排尿や排便をコントロールする役割もあります。

骨盤底筋が年齢とともに衰えて弱くなってくると、支えていた臓器が下がり、下腹がポッコリと出てきて、それがすすむと臓器が外に出てしまう「骨盤臓器脱」になったりします。臓器が正しい位置に維持できないと、その働き自体も悪くなり、腸の便を排出する力が弱まり便秘になったり、尿もれや頻尿の原因になったりします。

そうならないように、骨盤底筋を鍛えて内臓が本来の位置に戻ると、臓器の血流が改善し、腸は動き出し、便の出口の柔軟性も高まり便秘が改善します。このように**骨盤底筋は、腸の老化を防いで腸内環境を良好に保つために重要な筋肉**ですが、意識して動かすことはできないので、骨盤底筋を強くするための体操を行いましょう。

骨盤底筋体操

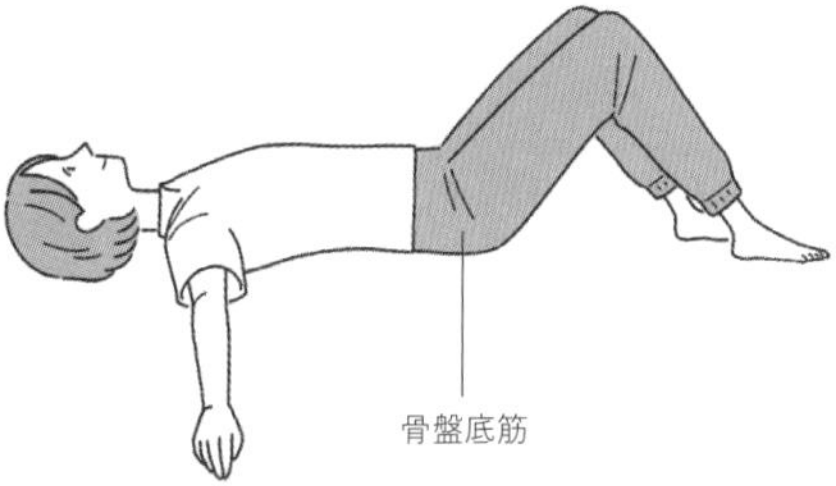

①仰向けになって足を軽く開き、両膝を立てます。両腕は図のように横にのばしても、体側に沿ってのばしてもよいです。手のひらは下に向けます。

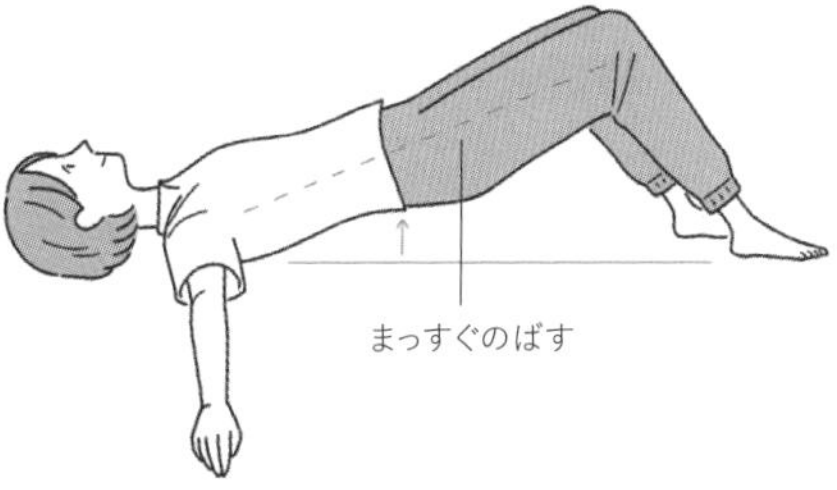

②腰を浮かせ、膝から肩までが一直線になるようにします。10秒キープして腰を下ろします。5回程度繰り返しましょう。

Point

▷骨盤底筋をしっかり鍛えて、下腹ポッコリや便秘を改善しましょう。

ストレッチ①
体側のばし

体側《たいそく》をのばすことによって、腸の周りの筋肉がほぐれ、腸の動きがよくなります。血流もよくなり気分もスッキリします。深い呼吸とともに、ゆっくり行いましょう。

①足を肩幅に開いて立ち、両腕を上にのばし、手首を交差させ両手のひらを合わせます（交差させるだけでもOK）。息を吸いながら、肩甲骨を寄せるようにして、手を上に伸ばします。

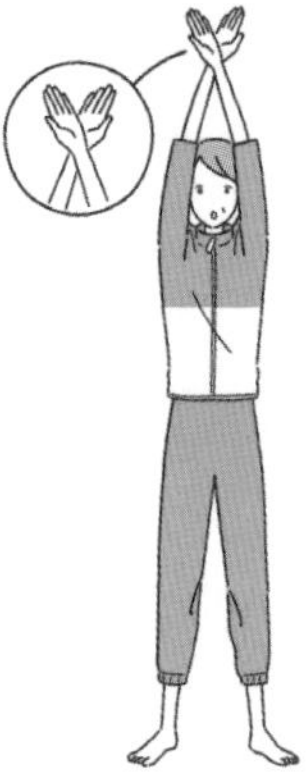

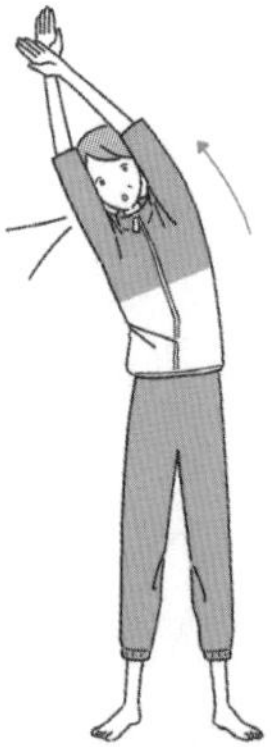

②息を吐きながら上半身を右へゆっくりと倒します。左側の脇腹がのびるのを感じながら、そのまま自然な呼吸を数回繰り返しましょう。

③ゆっくりと上半身をもとの姿勢に戻し、再び息を吸いながら、肩甲骨を寄せるようにして、手を上にのばします。

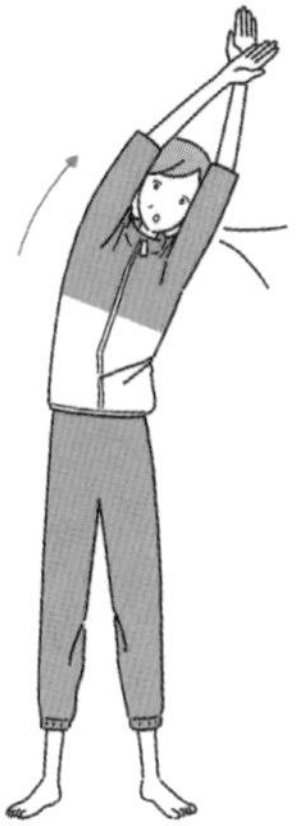

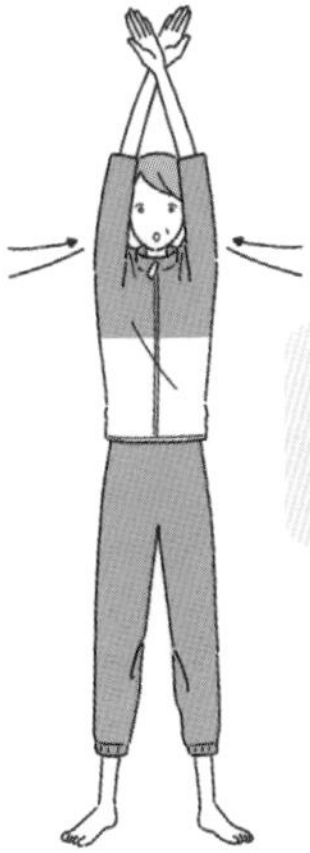

④反対側も同様に行い、上半身を起こし、もとの姿勢に戻りましょう。

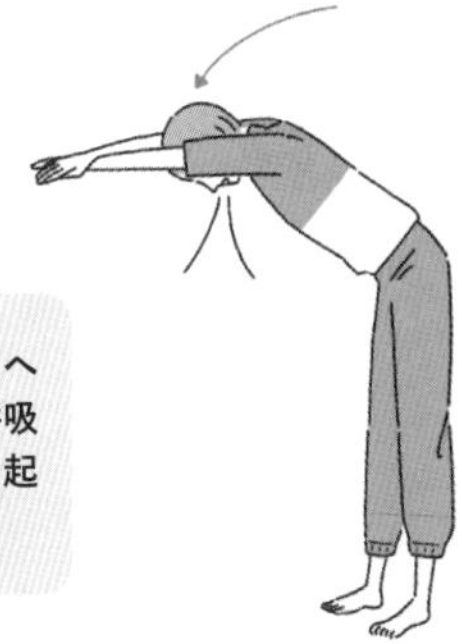

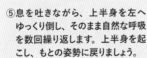

⑤息を吐きながら、上半身を左へゆっくり倒し、そのまま自然な呼吸を数回繰り返します。上半身を起こし、もとの姿勢に戻りましょう。

Point

▷体側をのばし、腸の周りの筋肉がほぐれると、腸の動きがよくなります。

ストレッチ②

腸ひねり&のばし

座ったままでおなかをひねったり、のばしたりして腸に刺激を与え、腸を正しい位置に戻しましょう。腸の動きがよくなり、腸内環境が改善します。息を吸うときはおなかをふくらませ、吐くときはおなかをぺったんこにする腹式呼吸で行います。

腸ひねりストレッチ

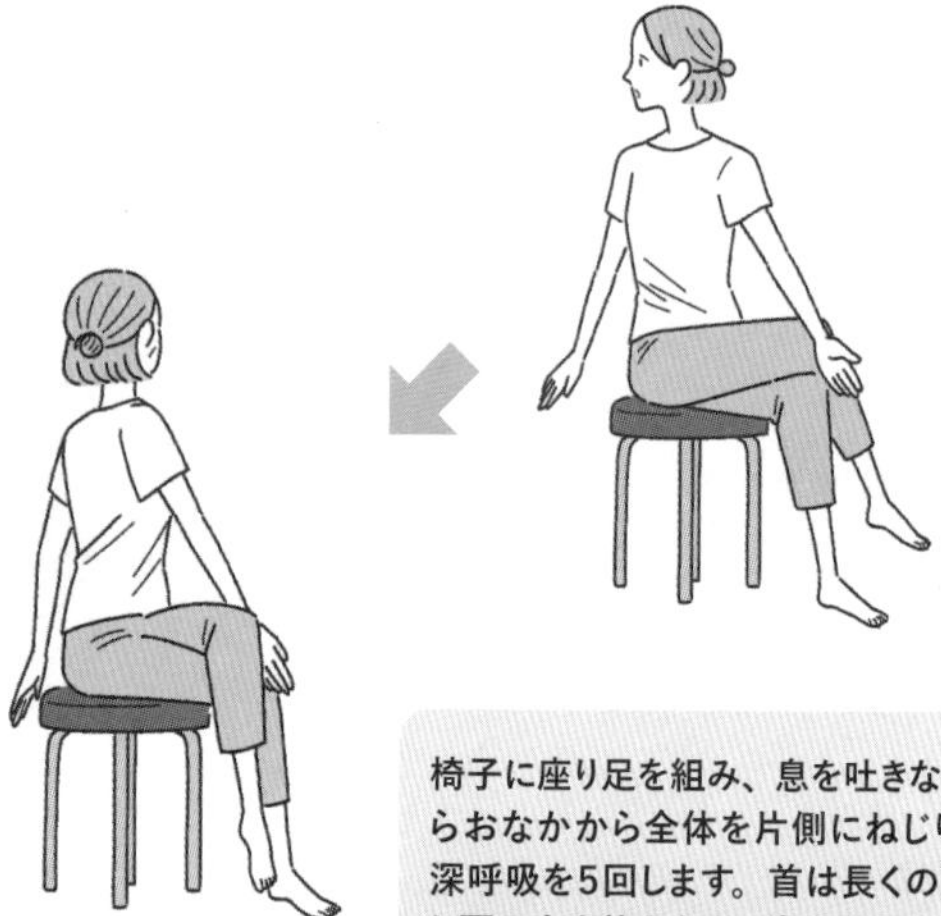

椅子に座り足を組み、息を吐きながらおなかから全体を片側にねじり、深呼吸を5回します。首は長くのばし肩の力を抜きます。息を吸いながら身体を正面に戻し、足を組み替えて、反対側も同様に行います。

腸のばしストレッチ

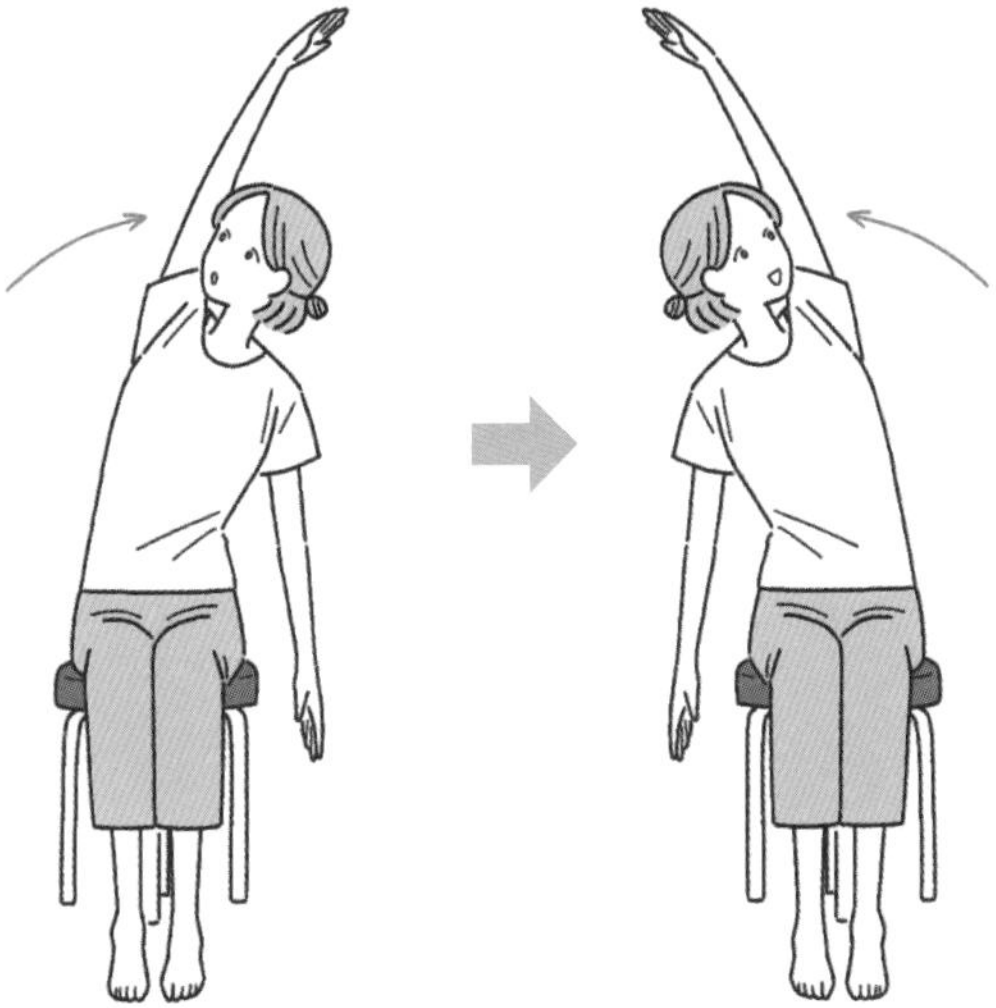

息を吸いながら片手をまっすぐ上に上げ、吐きながら手を下ろしている側にゆっくりと上半身を倒し、深呼吸を5回したら、身体を戻します。反対側も同様に行います。体幹を使い肋骨の間を広げるイメージで息を吸いながら片手をまっすぐ上に上げ、吐きながら手を下ろしている側にゆっくりと上半身を倒し、深呼吸を5回したら、身体を戻します。

Point

▷「腸をひねり、のばすストレッチ」で、腸を正しい位置に戻します。

ストレッチ③
首のばし

首がこっていると、自律神経が乱れて、副交感神経の働きが悪くなります。腸は副交感神経に支配されているので、腸の動きも悪くなり、便秘になったりします。**首の不調は、腸の不調と関連しています。**

腸を元気にするためにも、首のケアを行いましょう。首のこりを改善するストレッチを3つ紹介します。

首のストレッチ①

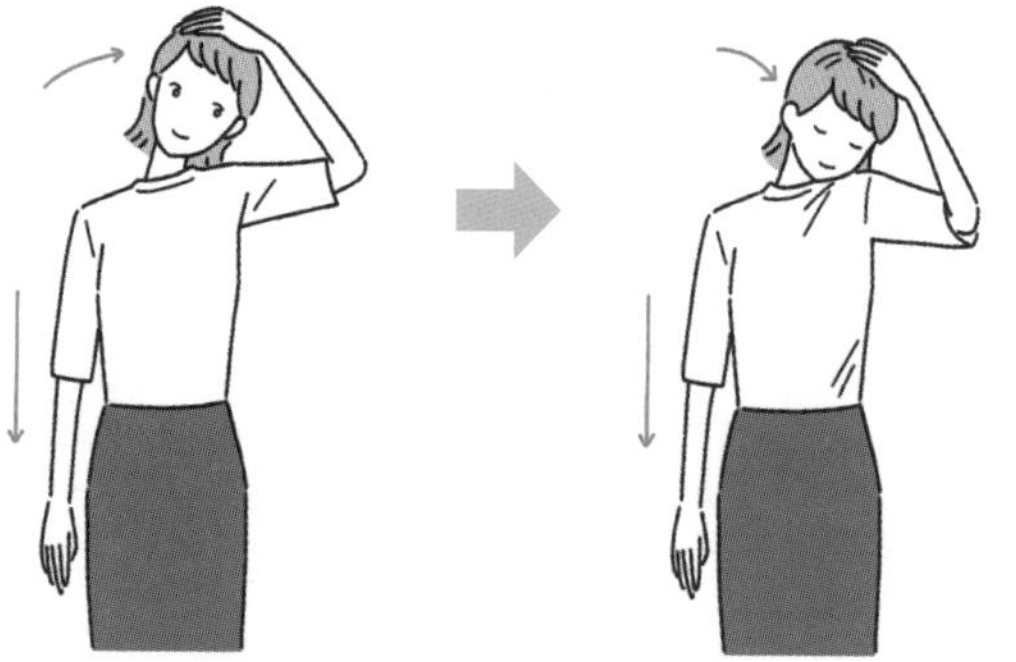

①左手を側頭部に添え、首を左側の真横に倒し、ゆっくり呼吸しながら10秒程静止します。右腕は床の方へ引き下げておきます 。
②次に、首を左斜め下に倒し、あごを引いて10秒程静止します。
③首を正面に戻したら、反対側も同様に行います。

首のストレッチ ②

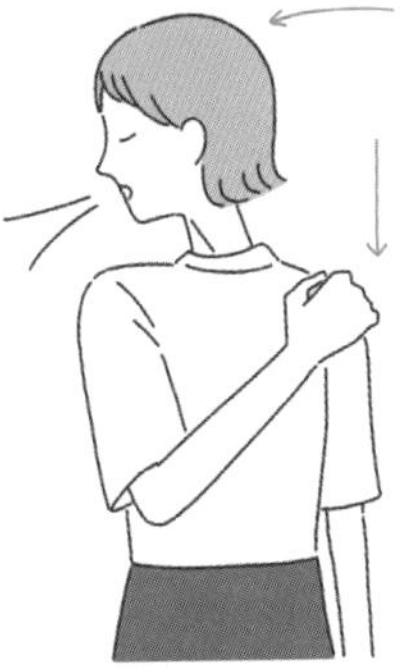

①右手を左肩にのせ、その手で左肩を引き下げます。
②首を右側にできるだけひねり、呼吸しながら 10 秒程度止します。
③首を正面に戻し、反対側も同様に行います。

首のストレッチ ③

①身体の後ろ側に手をのばし、両手を組み、左右の肩甲骨を引き寄せます。
②肘をのばし、腕を斜め下方向に引っ張ります。
③胸を押し出し、頭を後ろへ倒し、顎を引き上げて、10 秒程静止します。

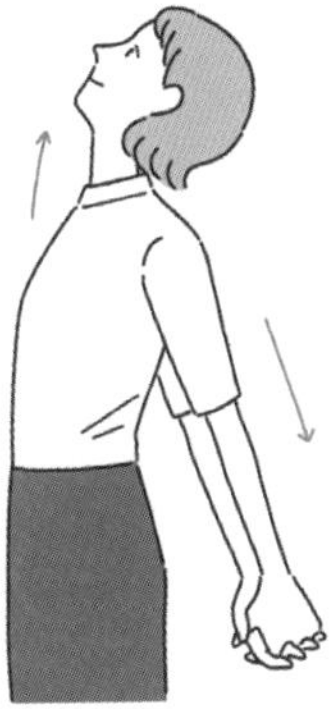

Point

▷首の不調は、腸内環境の悪化を招きます。

▷腸の元気を保ち、腸を老化させないために、首のケアを行いましょう。

ケア①
首の温め＆ツボ押し

首を温めて血流を促すことや、首に効くツボを押すことにより、副交感神経が優位になります。腸の動きがよくなって、腸内環境が改善します。

首を温める

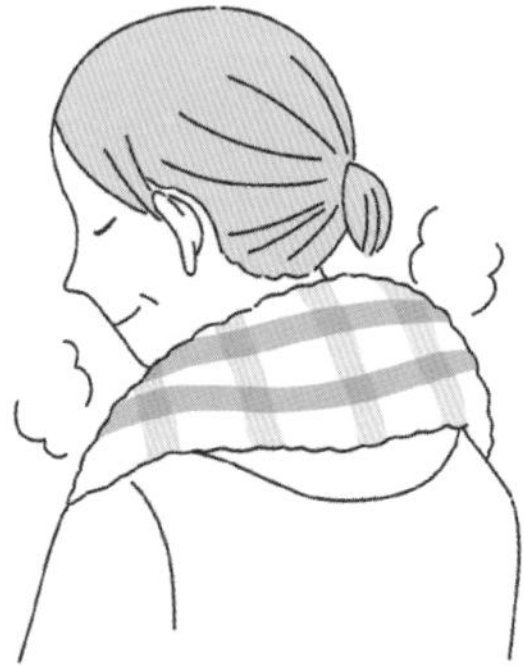

ネックウォーマーやホットタオルで首を温めます。 タオルを少し熱めのお湯に浸けて絞り、首の後ろに当てます。 タオルが冷えたら、また温めましょう。 タオルを水に濡らし軽く絞り、電子レンジで温めたものを使ってもよいでしょう。

百《ひゃく》会《え》のツボ押し

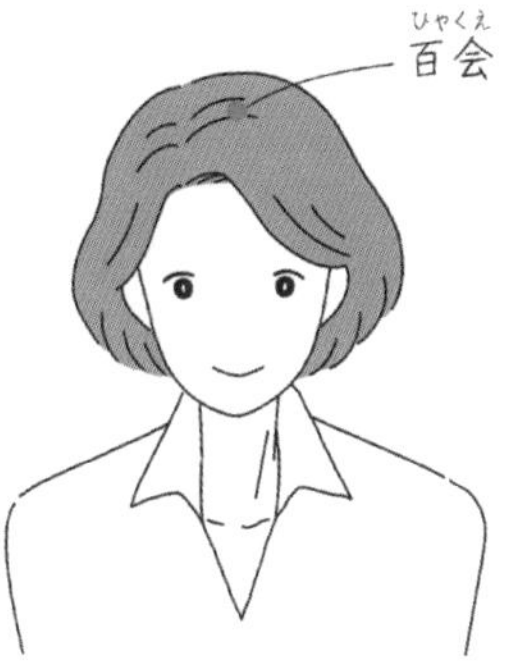

百会は左右の耳の穴を結んだ線と頭の正中を通る線との交点にあるツボです。百会を両手中指で 15 〜 20 回押します。

天柱《てんちゅう》：首の後ろの太い筋肉のすぐ外側、頭蓋骨の下のくぼみ にあるツボ。
風池《ふうち》：天柱と完骨の真ん中に位置するツボ。
完骨《かんこつ》：耳の後ろの出っ張った骨の先端すぐ下の押すと気持ちのよいツボ。

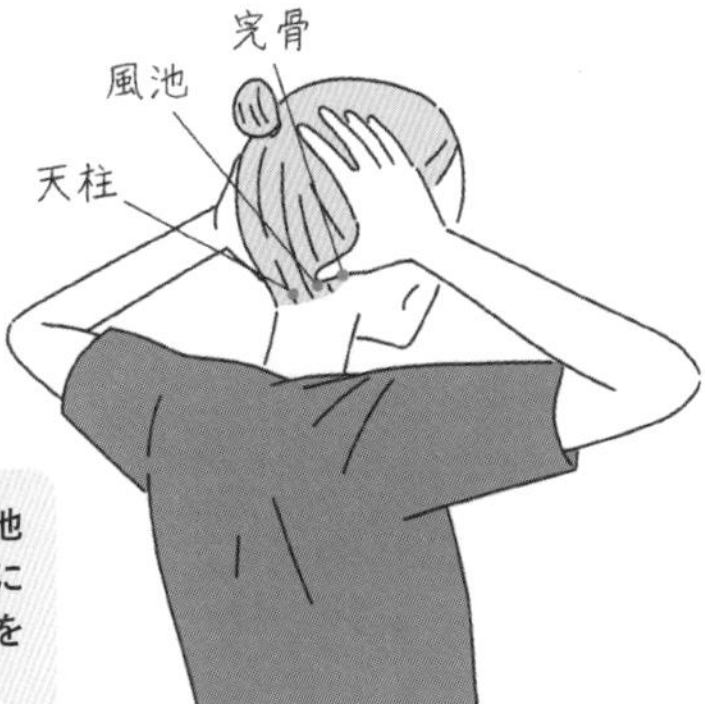

頭を手でつつみ、天柱→風池→完骨の順に内から外の順に親指で押します。少しだけ頭を後ろに倒しましょう。

Point

▷首を温めること、首に効くツボ押しは、副交感神経を高めて腸の動きを助けます。

ケア②
唾液腺

唾液は、食べ物の消化や、口から入ってくる風邪などの細菌が身体に入らないように殺菌する働きがあります。唾液の働きがよいと、胃腸での消化の負担が減り、細菌が腸に流入するのを防げるので、腸内環境にも影響を与えます。逆に腸内環境がよいと、唾液が多く分泌されて唾液の質が上がることも知られています。

唾液は、耳下腺《じかせん》、顎下腺《がくかせん》、舌下腺《ぜっかせん》という3つの大きな唾液腺から、1日に1000〜1500㎖ほど分泌されます。老化によって唾液腺の機能低下や、口周りの筋肉や歯の衰えにより噛む回数が減ると、唾液の量が少なくなります。

また、**腸の老化による腸内環境の悪化は、唾液量の減少や質の低下を招きます。**ストレスや薬なども唾液減少の原因です。唾液が少なくなったと感じたら、よく噛んで食べることを心がけ、唾液腺をマッサージすることや他の原因をとり除くなど、腸のためにも唾液を増やす対応が必要です。

唾液腺のマッサージ

耳下腺

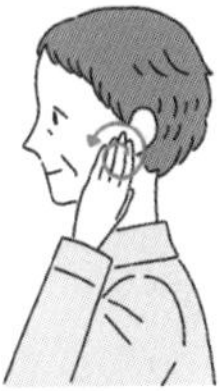

耳下腺マッサージ

耳の付け根にある左右の耳下腺の上（上の奥歯あたり）を、親指以外の4本の指で10回程ぐるぐる回すようにマッサー ジします。

顎下腺

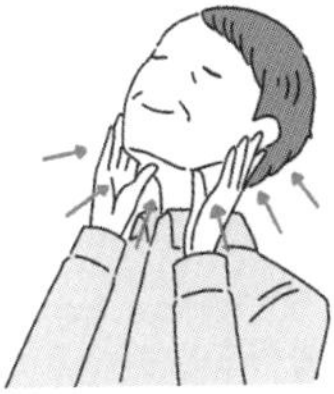

顎下腺マッサージ

耳の下から顎の下まで、3～4カ所を親指で少し突き上げるように各5回程押します。

舌下腺

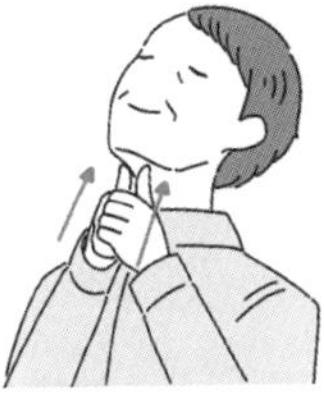

舌下腺マッサージ

両手の親指をそろえて下側にある舌下腺をゆっくりと少し突き上げるように10回程押します。のどを押さないようにしましょう。

Point

- ▷唾液の働きがよいと、腸内環境が整います。
- ▷唾液腺マッサージで老化により減少する唾液を増やしましょう。

ケア③
腸もみ

「基本の腸もみ」は、**便がたまりやすい〝腸の四隅〟をつかんでもみほぐすセルフマッサージ**です。

腸は、骨に囲まれていないので、皮膚の上から手で直接刺激することができ、その機能を上げることができるそうです。

基本の腸もみ

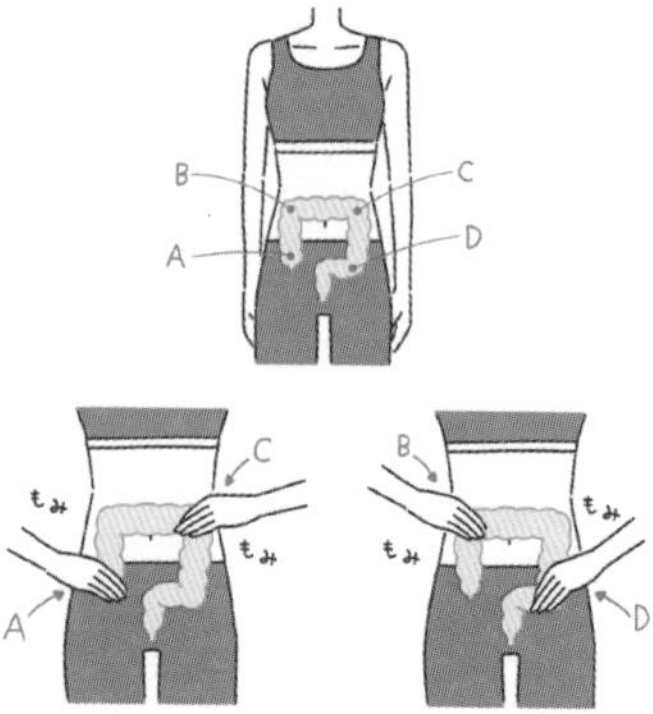

右手で腰骨の上Aを、左手で肋骨の下Cぎゅっとつかんで、気持ちよいと感じる強さでゆっくりもみほぐします。上下を入れ替え（BとD）、合計3分間行います。

食後1時間は避けて、朝と夜2回行いましょう。高齢になると腸も老化して便を押し出す力が弱まります。

Point

▷皮膚の上から手で直接腸を刺激する基本の腸もみで、腸の機能を上げましょう。

ケア④ 腸さすり

頑固な便秘には、「**基本の腸もみ**」に、「**腸さすり**」**を組み合わせる**と、腸全体が刺激され、さらなる**腸内環境の改善**が期待できます。

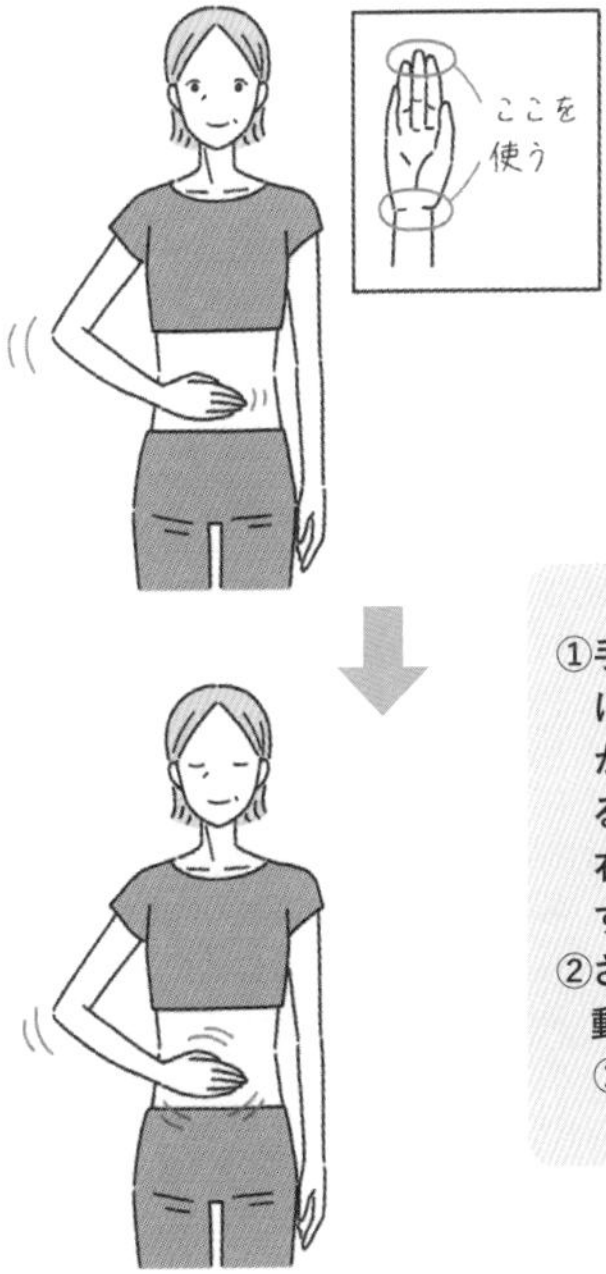

①手をおわんの形にしておへその上に置きます。手首の付け根の柔らかい部分と指先がおなかに触れるようにし、右から左へ、左から右へ、横にスライドしてゆっくりさすります。
②さするスピードを上げて小刻みに動かして腸に刺激を与えます。
①と②で計3分間行いましょう。

Point

▷「基本の腸もみ」にこの「腸さすり」をプラスすると腸全体が刺激されます。

ケア⑤ 小腸もみほぐし

便秘と下痢を繰り返す場合や軟便には、小腸をもみほぐして刺激するケアを行ってみましょう。

栄養を吸収する機能が改善し、健康な便が作られます。

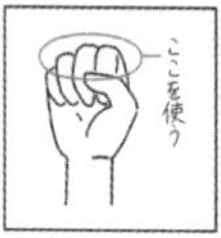

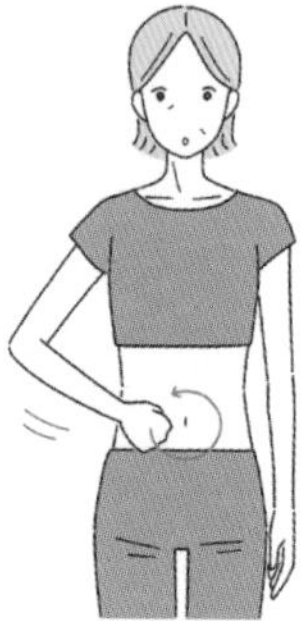

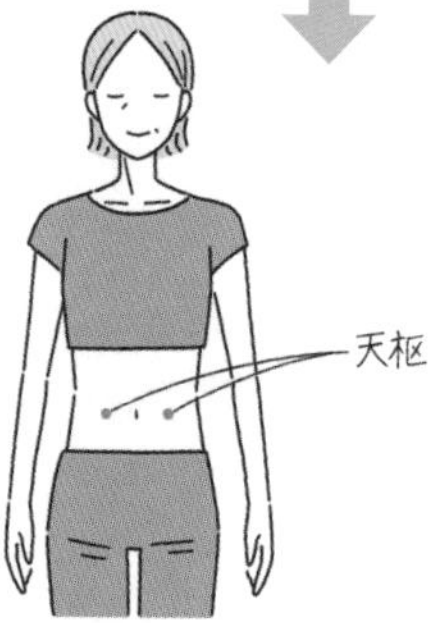

①手を軽く握ってグーを作り、指の第二関節をおなかに当てます。おへその回りを反時計回りに円を描くように、軽く押しながらゆっくり動かします。

②その円を 5㎜くらいずつ広げながらゆっくり動かします。＊天枢（てんすう）という便通に効くツボも意識しましょう。強く押しすぎると逆効果になるので、軽い力で行います。

＊天枢：おへそから指幅3本分外側に左右にあるツボ

Point

▷便秘と下痢の繰り返しや軟便の改善に、小腸もみほぐしを行いましょう。

ケア⑥ おなかを冷やさない

おなかが冷えると腸も冷えて血流が悪くなります。自律神経のバランスも崩れて腸内環境は悪くなり、便秘になりやすくなります。極端な冷えによる血流の悪化は、下痢を招くこともあります。腹巻きや湯たんぽ、ひざ掛けなどでおなかを温かくし、カイロを服の上からおへその下側に貼って温めるのも効果的です。

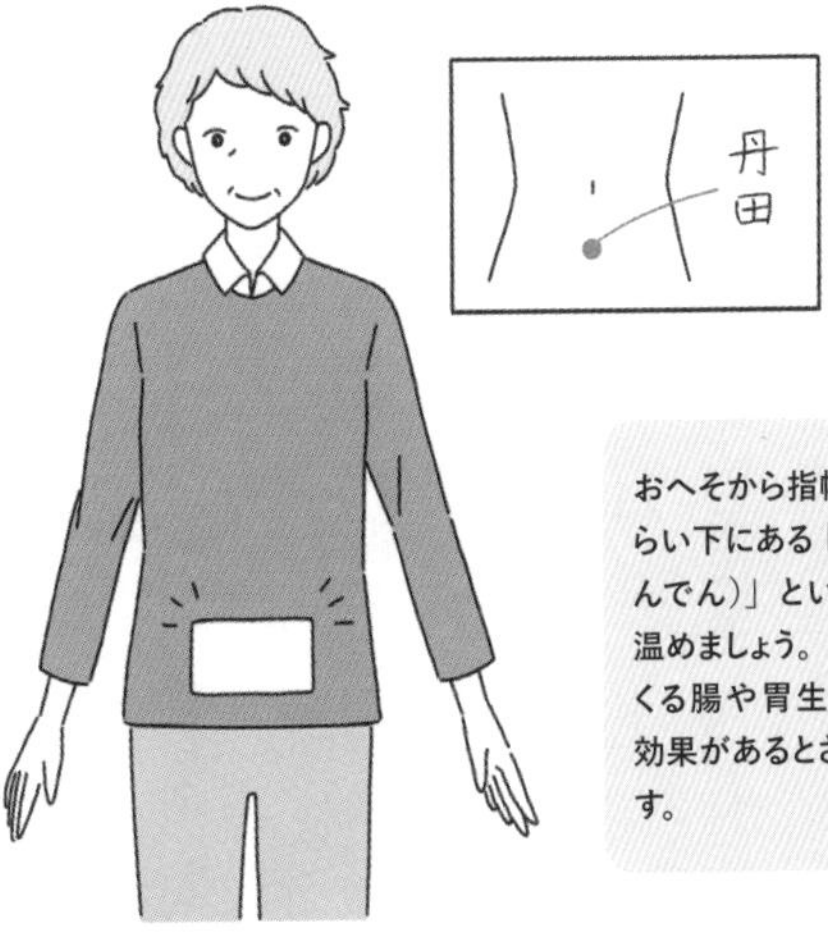

おへそから指幅4本分くらい下にある「丹田（たんでん）」というツボを温めましょう。 冷えからくる腸や胃生理痛にも効果があるとされています。

Point

▷おなかが冷えると腸内環境が悪化します。腸を冷やさないよう温めましょう。

ヨガで腸を整える

ヨガには、ストレスや緊張によって硬くなった筋肉をほぐし、血行改善や自律神経を整える働きがあると言われています。深い呼吸を行いながら身体を動かすため芯からリラックスできます。おなかに圧をかけるポーズは、腸に刺激を与えて腸が活動しやすくなります。

外で運動する時間がなかなかとれない人も、ヨガマットさえあれば家で気軽に一人で行えることもメリットです。ウェブ上には投稿サイトなどで動画も多数上がっています。ご自身に合う動画に合わせてヨガをするのもおすすめです。**1日10分でも行うと、身体や腸にとってよい変化が期待でき、腸の老化防止にも役立ちます。**

まず、「赤ちゃんのポーズ」「ガス抜きのポーズ」「ねじりのポーズ」を紹介します。おなかを腿で圧迫し、身体にねじりを加えることで大腸の詰まりやすい部分を刺激し、便秘、ガスが溜まるといった不調を改善します。腹式呼吸で行うと、よりおなかがマッサージされて効果的です。

ヨガの美腸ポーズ①

赤ちゃんのポーズ 、 ガス抜きのポーズ ねじりのポーズ

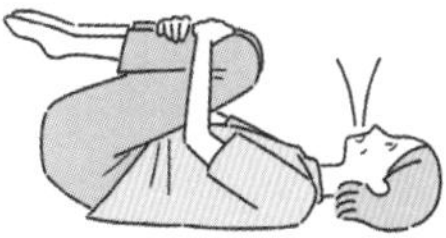

赤ちゃんのポーズ

仰向けに寝て、両膝を胸へ近づけて両手で抱えます。両肩は床につけお尻が床から離れないようにして、ゆっくり5回呼吸します。息を吐くたびに太腿をおなかに引き 寄せるように意識します。

ガス抜きのポーズ

息を吸いながら右脚だけ下ろします。ゆっくり5回呼吸し、反対も行います。

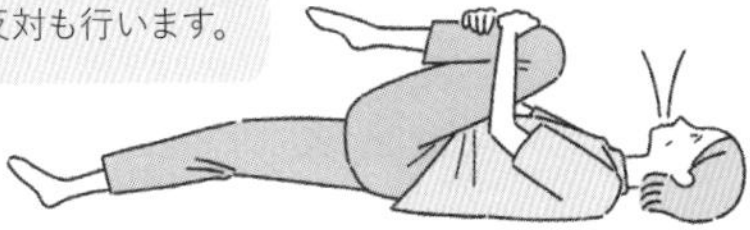

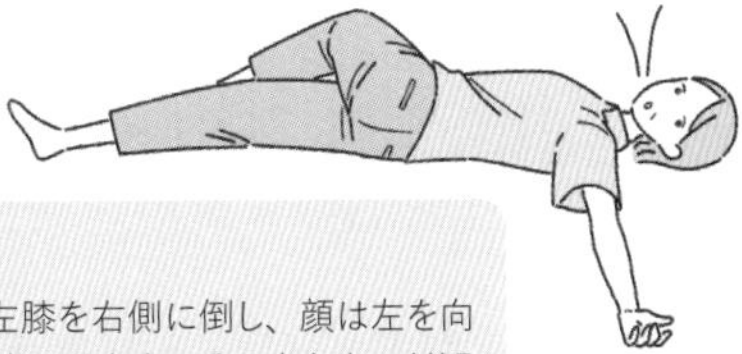

ねじりのポーズ

息を吐きながら、左膝を右側に倒し、顔は左を向くようにして身体をねじります。そのままゆっくり5回呼吸します。左右の脚を入れ替えて、繰り返します。

Point

▷おなかが冷えると腸内環境が悪化します。腸を冷やさないよう温めましょう。

ヨガの美腸ポーズ②

猫のポーズ

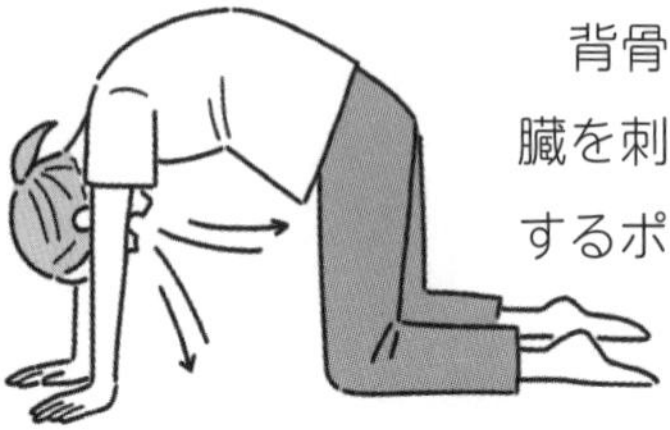

背骨を動かすことで内臓を刺激して血行を促進するポーズです。

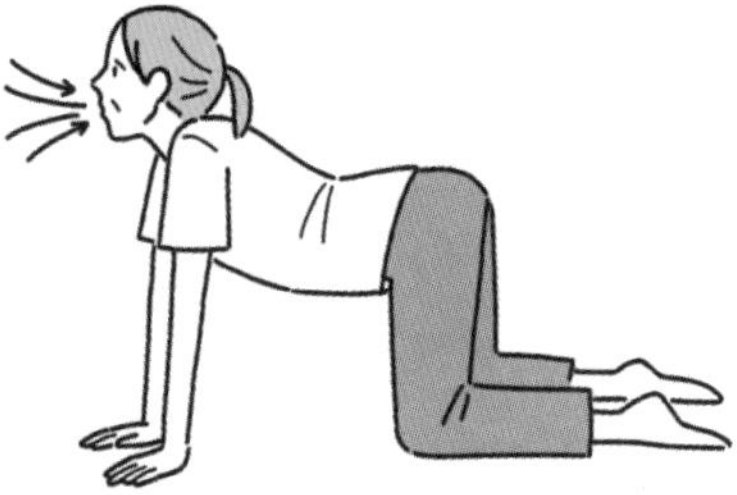

①両腕と両膝を肩幅程度に開いて四つん這いになります。このとき、肩の真下に手のひら、股関節の真下に膝がくるように意識してください。

②目線を斜め先（前）に向けます。 呼吸を吐くタイミングで背骨を丸めます。首の緊張を解いて、目線はおへそに向けてください。

③呼吸を吸うタイミングで背骨を反らします。胸を広げ、顎は軽く引いてください。

④ゆっくりと 5 回呼吸を繰り返してください。

ヨガの美腸ポーズ③

三日月のポーズ

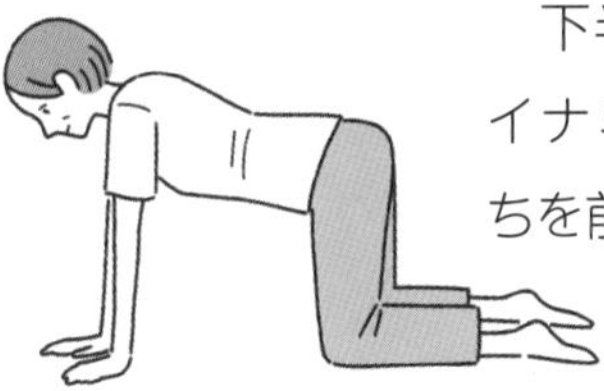

下半身も上半身も使うダイナミックな動きで、気持ちを前向きにするポーズです。

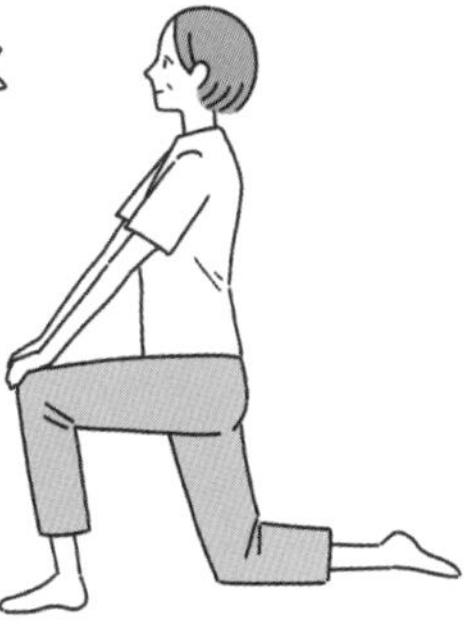

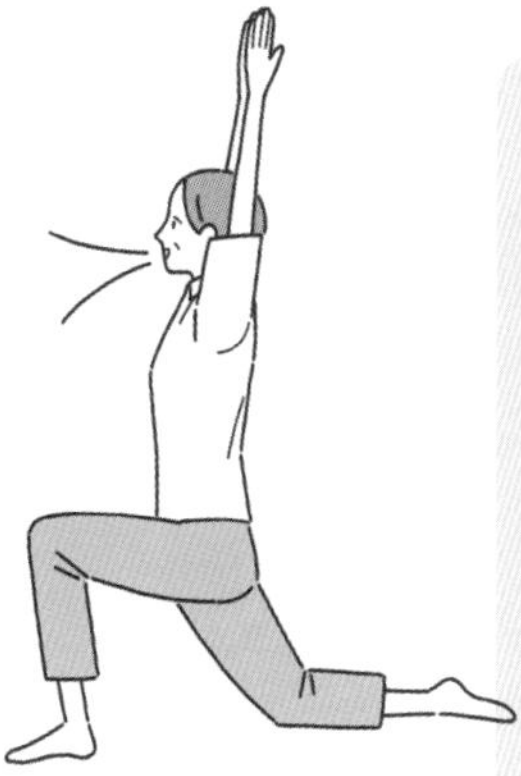

①両腕と両膝を肩幅程度に開いて四つん這いになります。

②息を吸いながら両手を頭の上に上げて手を合わせ、深い呼吸を5回行いましょう。骨盤はできるだけ正面に向けます。肩甲骨は下げ、肩に力を入れないように。

③さらにできる方は、息を吐きながら重心を前に移動し腰を沈ませ、上体を後ろに反らせます。目線を斜め上に向け、骨盤を立て、腰だけで反らないようにしつつ深く呼吸します。

ヨガの美腸ポーズ④

コブラのポーズ

腹部前面をのばすことでおなかを動かすポーズです。便秘の解消だけでなく、肩こりの解消や二の腕の引き締めなどの効果も期待できます。

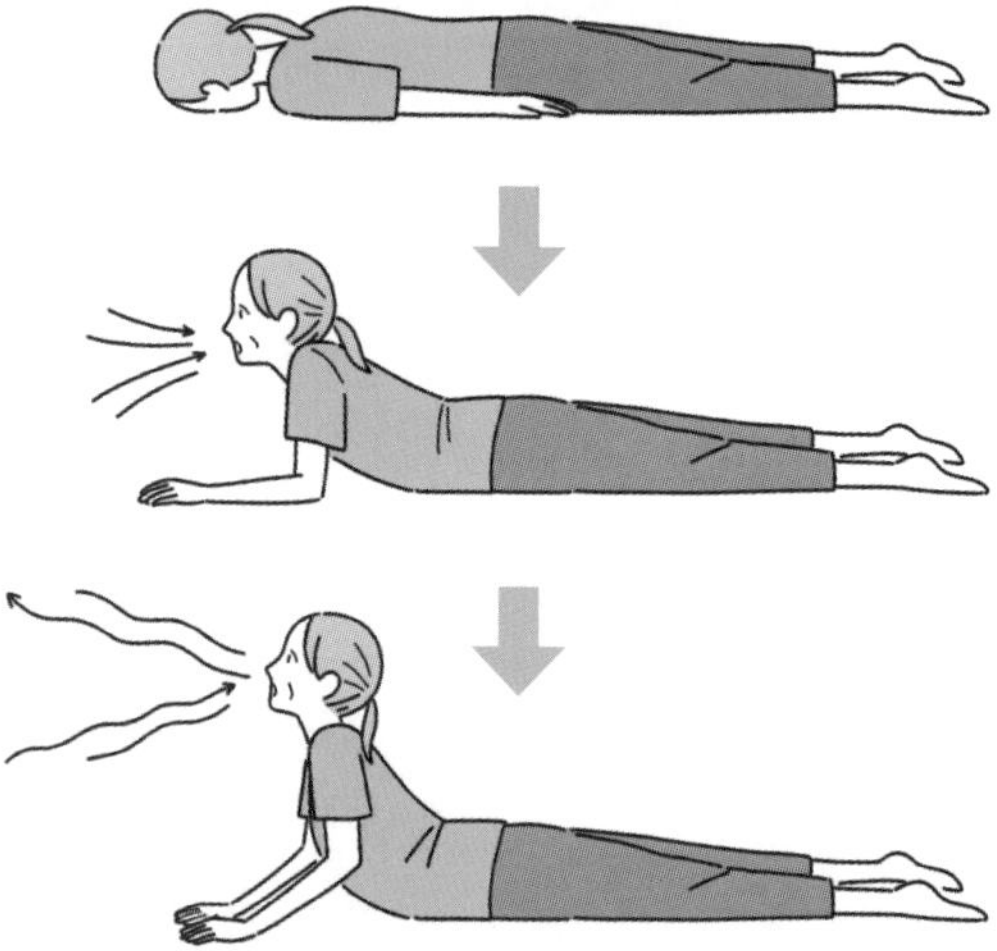

①うつ伏せに寝た状態で、足を肩幅程度に開きます。手のひらは下にして肩の横の床につけます。

②息を大きく吸いながら、状態を上げていきます。おへそは床につけたままで、ゆっくりと胸を反らしてください。気持ちよく感じるところで静止したら、その状態 をキープしてゆっくり5回呼吸します。

③ゆっくり息を吐きながら、もとの状態（うつ伏せ寝）に戻ってください。

ヨガの美腸ポーズ⑤

橋のポーズ

胸からおなかにかけてストレッチする腸ヨガのポーズです。腸の動きの活性化も期待できます。

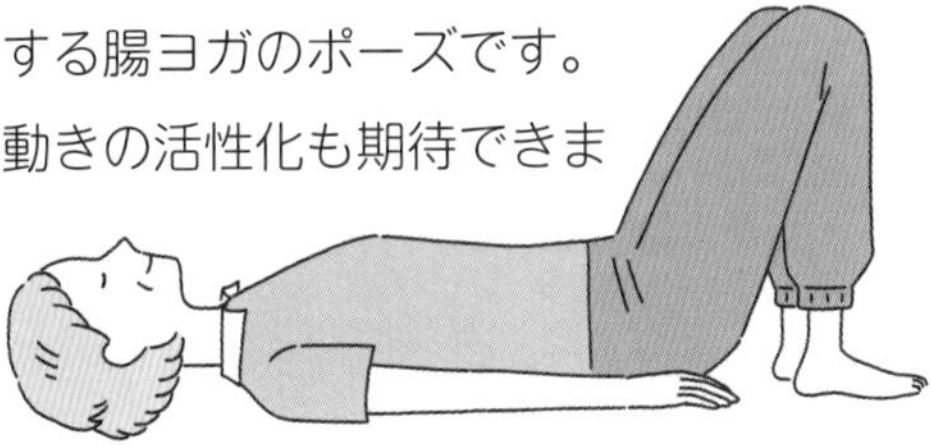

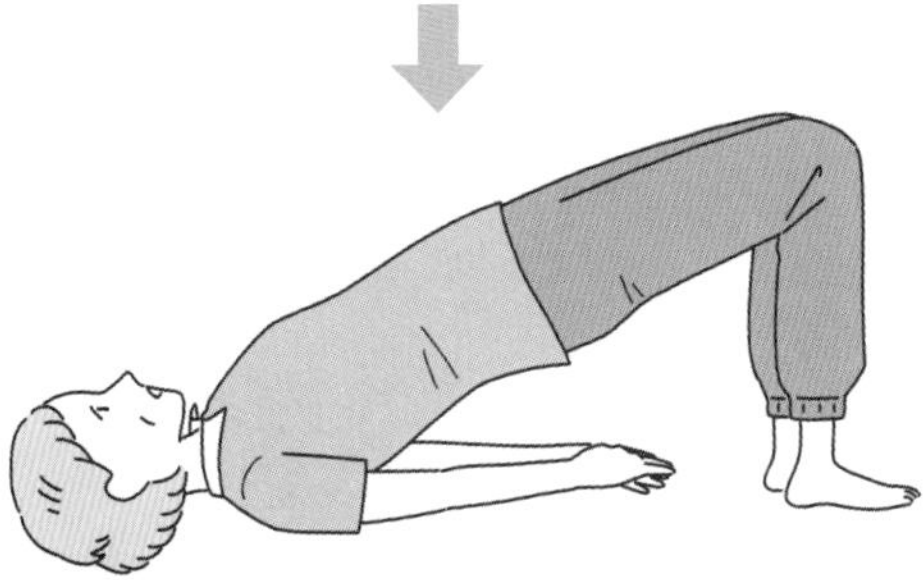

①仰向けになり、脚を腰幅に開いて両膝を立てる。かかとはできるだけお尻の近くに置きます。

②お尻を少し浮かせ、お尻の下で両手を組みます。

③肩と肘を背骨に寄せ、息を吸いながら、足の裏で床を押し出すようにしてお尻を上げる。膝が外に開かないようにまっすぐ数秒キープしましょう。

④息を吐きながらお尻を下げます。

タッピング

タッピングとは、手の指の腹部分だけを使って、心地よいと感じる強さで、一定のリズムでポンポンと弾ませるように身体をタッチすることです。**自律神経が整いリラックスできるので、腸の働きも活発になり、腸内環境の改善も期待できます。**

マッサージのように特別な技術は必要なく、思い出したときに自分1人でできる気軽さもタッピングの魅力です。顔や全身には数多くのツボがあり、リンパもたくさん流れています。**程よい強さでそれらを刺激することで、老廃物の排出が促され、血流がよくなるなどさまざまな効果が期待できます。**お風呂上がり、思い出したときにいつでも簡単に行えます。軽やかに弾むようにタップし、マッサージにならないように行うことがコツです。

使う指はタッピングする場所により1～4本と使い分けます。椅子に座って深呼吸し、腕をぶらぶらリラックスしてタッピングの準備をします。

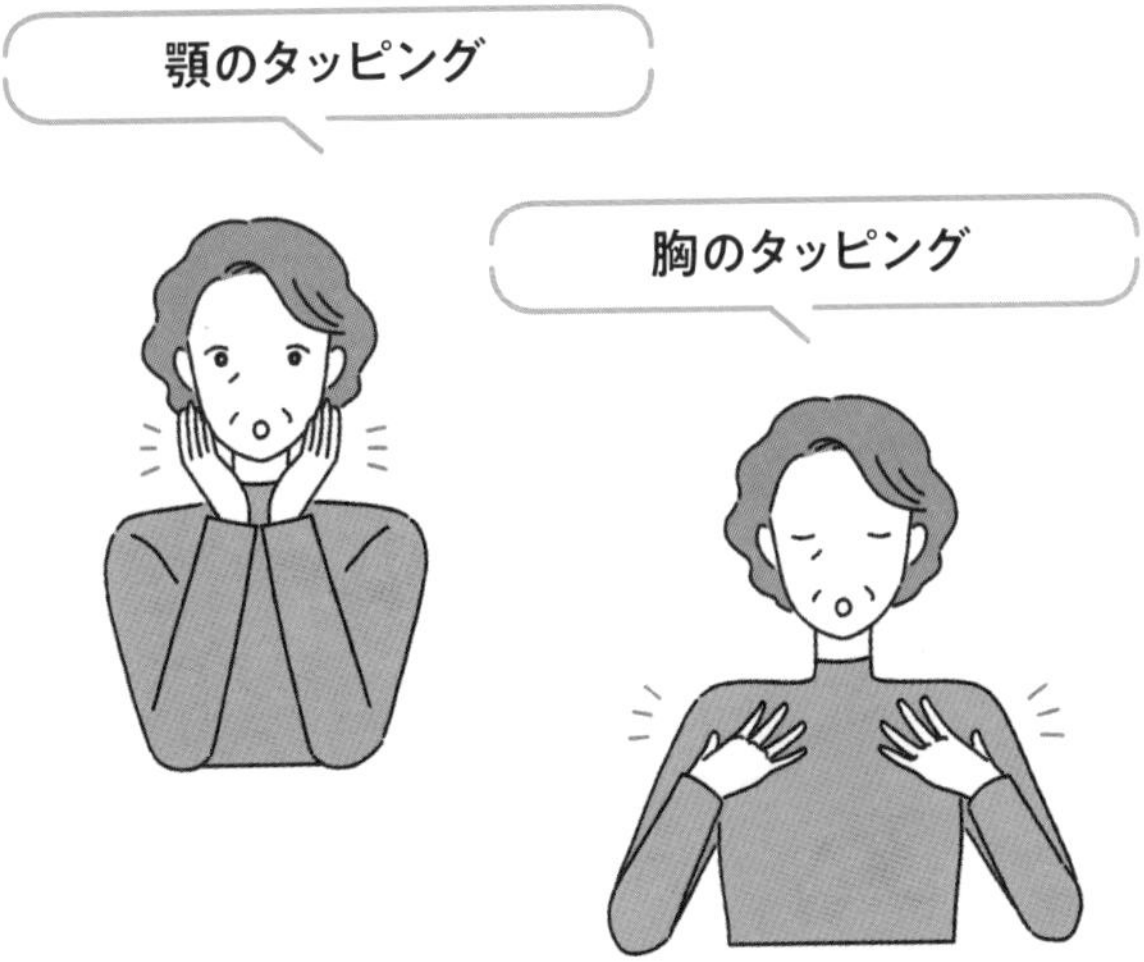

①〔額〕⇒〔頬〕⇒〔こめかみ〕の順にタッピングします。

②〔頭〕⇒〔後頭部〕頭全体をタッピングし、後頭部を上から下に降りて、髪の生え際に沿って左右にタッピングします。

③〔首と肩〕首と肩をタッピングします。

④〔胸〕鎖骨の下のくぼみから、胸全体をタッピングします。

⑤〔おなか〕胸から下腹部まで下がり、やさしくタッピングします。

⑥〔締めくくり〕両手を重ねて下腹部におき、静かに深呼吸して整えます。おなかを軽くさすり、おしまいです。

Point

▷心地よい強さでリズムよくタッピングすると自律神経が整い、腸内環境が改善します。

便秘解消の手のツボ

全身には各内臓をつなぐエネルギーの通り道が網の目のように張り巡らされていると考えられています。この通り道にある**便秘解消のツボ**が手にもあります。

手のツボは、移動中などすきま時間に気軽に刺激することができます。便秘解消に効く4つのツボを紹介します。

合谷《ごうこく》：手の甲の親指と人差し指の付け根の骨が交わっているところ。さまざまな気が集まるツボで、頭痛や眼精疲労、肩こり、精神不安にも効果がある「万能のツボ」です。

神《しん》**門**《もん》：小指側の手首の付け根の少しくぼんだところにあるツボ。ストレス軽減、循環器系の機能を整えて自律神経を調整する作用もあります。

間《かん》**使**《し》：手のひらを上に向け、手首から指幅5本分あたり。胃痛や嘔吐、月経過多にも効果があります。

支《し》**溝**《こう》：手の甲を上に向け、手首から指幅3本分の中央付近。あらゆる便秘に効果があるようです。

便秘に効く手のツボ押し

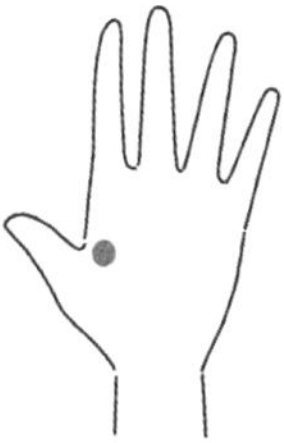

合谷

反対側の手の親指と人差し指ではさむように指圧。

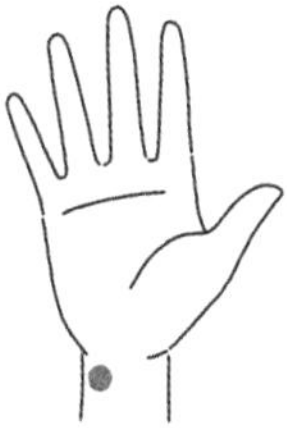

神門

反対側の親指で指圧。 骨に近いので、やや強めに押しても大丈夫。

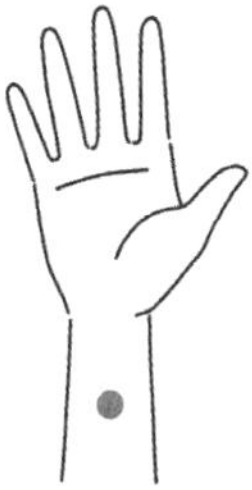

間使

反対側の親指で指圧。

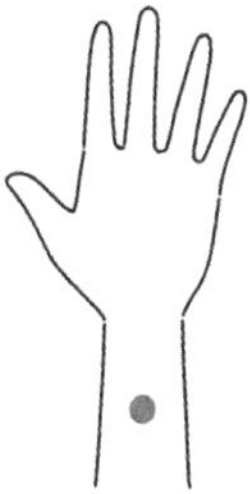

支溝

反対側の親指で指圧。

Point

▷手に左右対称で便秘解消のツボがあります。

▷ツボ押しで便秘を改善し、腸内環境を整えましょう。

Column

腸内フローラと運動能力の関係

日本人長距離ランナーの腸内に「バクテロイデス　ユニフォルミス（以下B.u）」という腸内細菌が多く存在し、持久力を高めているというユニークな[*]研究成果が最近発表されました。

この研究で、男子長距離ランナーたちが3000m走ったときのタイムは、この町内細菌の数が多い人ほど走行タイムがよいことが報告されています。

また、運動習慣がある日本人一般男性が、この腸内細菌が栄養源として好むオリゴ糖サプリメントを8週間とったところ、B.uの菌数が増加し、運動の持久力が向上し、疲労感が低下しました。腸内細菌と運動能力の関連は、これまであまり明らかになっていませんでしたが、遠くない未来に、特定のサプリメントで特定の腸内細菌の数を増やすことによって、運動パフォーマンスを向上させることができるかもしれません。

＊慶應義塾大学・青山学院大学などの共同研究

第6章

腸内環境のセルフチェック

健康なうんち

健康で若々しく、病気知らずに長生きするためには、腸が健康で老化しないこと、そのために腸内環境が良好に保たれていることが決め手になります。自分の腸内環境がよいのか悪いのか、自分の腸の状態を知ることはとても大切です。**うんちは、自分で腸内環境を知るための大事な手がかり**になります。うんちの状態を日々観察して、腸の状態を把握するようにしましょう。特に高齢になってくると大腸の動きが弱まるなど腸の老化によって便秘が増えます。変化を察知して早めに改善することが大切になります。

観察のポイントは、見た目、におい、頻度です。腸内環境が良好な健康なうんちの見た目は、表面が滑らかで、バナナのような形をしていて、色は黄色がかった茶色です。においはきつくありません。週に3日以上定期的なお通じがあります。

ただし、毎日排便があっても強くいきまないと出ないときや、残便感があるときは、腸内環境が乱れているかもしれません。

ブリストル便性状スケール

type 1	短くコロコロの便	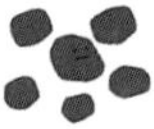	
type 2	短く固まった硬い便	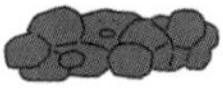	
type 3	水分が少なく ひび割れのある便	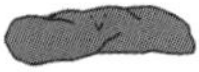	
type 4	表面が滑らかでバナナくらいの太さのまっすぐな便	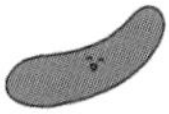 理想	正常
type 5	水分が多くやや軟らかい便	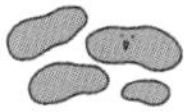	
type 6	流動状の軟らかい便	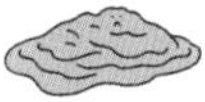	
type 7	水のような便	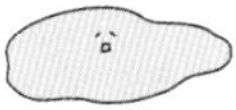	

ブリストル便性状スケールを参考に、うんちのセルフチェックをしましょう。type 3～5に当てはまると正常です。type 4が理想のうんちです。type 4を目指しましょう。

Point

▷うんちは腸内環境の状態を知る重要な手がかり。日々チェックしましょう。

▷観察のポイントは、見た目、におい、頻度。

悪いうんち

腸内環境が乱れた悪いうんちの見た目は、硬くコロコロしていたり、軟らかすぎる便です。色が濃い茶色の場合は脂肪のとりすぎ。墨のように真っ黒なときは消化管上部での出血が、赤いときは大腸での出血の可能性があります。すぐに病院で診てもらいましょう。

悪いうんちは不快なにおいが強くなります。これは悪用菌が生み出すアンモニアや硫化水素などの腐敗物質によるものです。便は1週間に3回未満と少なく、前項（173頁）のブリストル便性状スケールでは、type1、2、6、7になります。

腸内環境は努力によってよい状態に戻すことができます。悪いうんちになってしまったときは、不調や病気が現れる前に早めの対処が肝心です。有用菌のエサとなる食物繊維を多くとり、運動を始めるなど、**腸が整う習慣をとり入れてみましょう**。とり組み始めて最短で約2週間、平均でも約4週間で腸内環境のよい変化が期待できます。

悪いうんちの姿

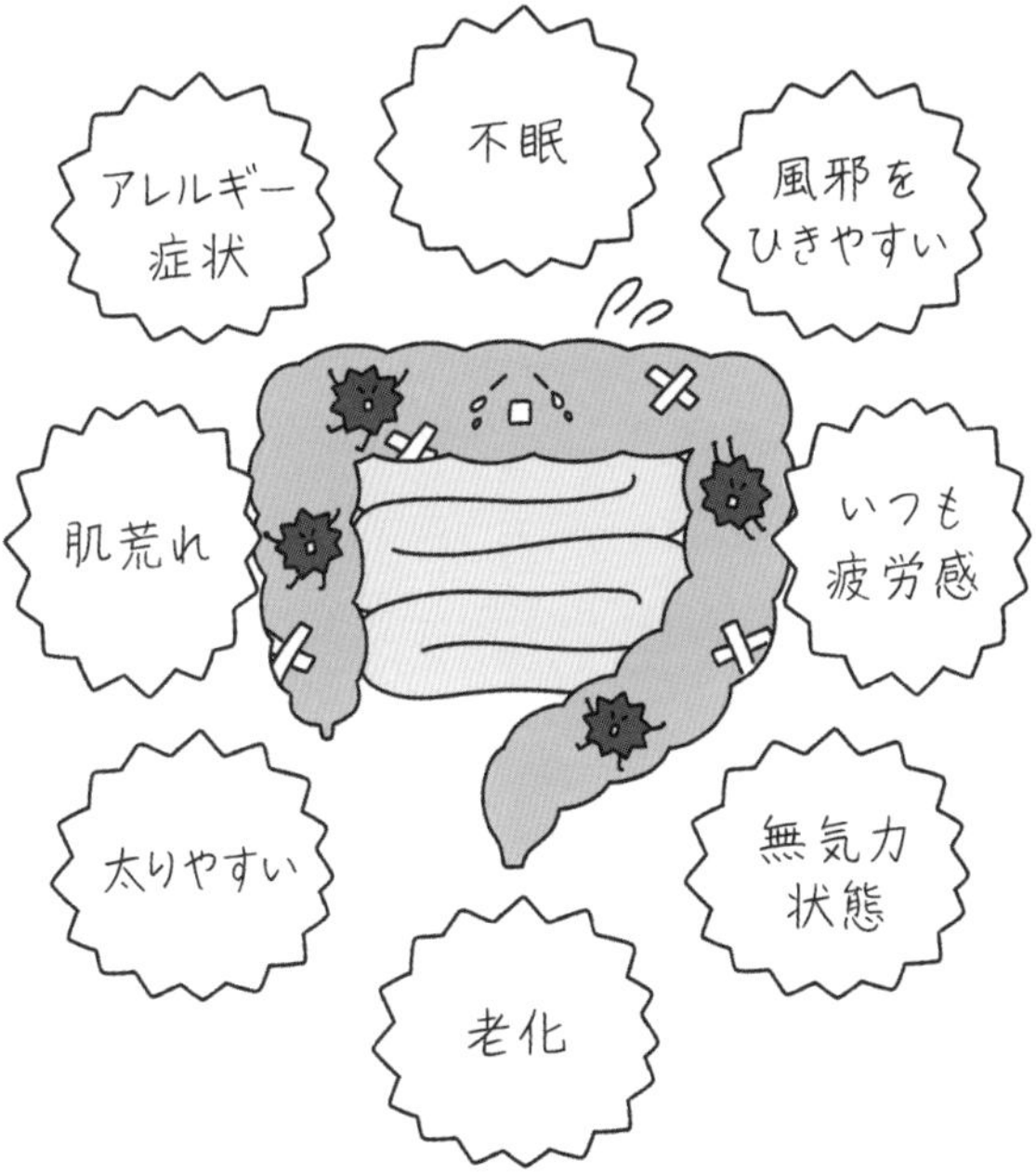

不眠
アレルギー
症状
風邪を
ひきやすい
肌荒れ
いつも
疲労感
太りやすい
無気力
状態
老化

悪いうんちは、腸内環境が悪化しているシグナルです。放置するとさまざまな不調や病気の原因になります。早めの対処が肝心です。

Point

▷悪いうんちは放置せず、病気や不調が出る前に、食習慣・生活習慣、運動不足の見直しを。

腸内フローラ検査キット

腸内環境を整えるためには、自分の腸内環境が今どのような状態なのかを正しく知ることも大切です。専門的に知る方法に、「**腸内フローラ検査キット**」があります。どんな種類の菌がいるのか（多様性）、有用菌・悪用菌のバランス、将来の病気リスク、必要な栄養などの情報が得られます。

たとえば、食事には気をつけているつもりが、検査の結果、腸内環境がよくなかったなどはありえることです。更年期障害に関連するエクオール産生菌がいることがわかれば、大豆製品を食べることは更年期障害の緩和に有用です。**今の状態がわかれば、それに応じた対処ができること**が、検査の利点と言ってよいでしょう。

なお、検査は医療機関を通す方法と、自分で検査キットを購入し使用して結果を見る方法があります。前者の場合は医療機関で結果のアドバイスを得るメリットがあり、後者の場合は自宅で簡単に検査ができるメリットがあります。

検査内容とその結果からわかること

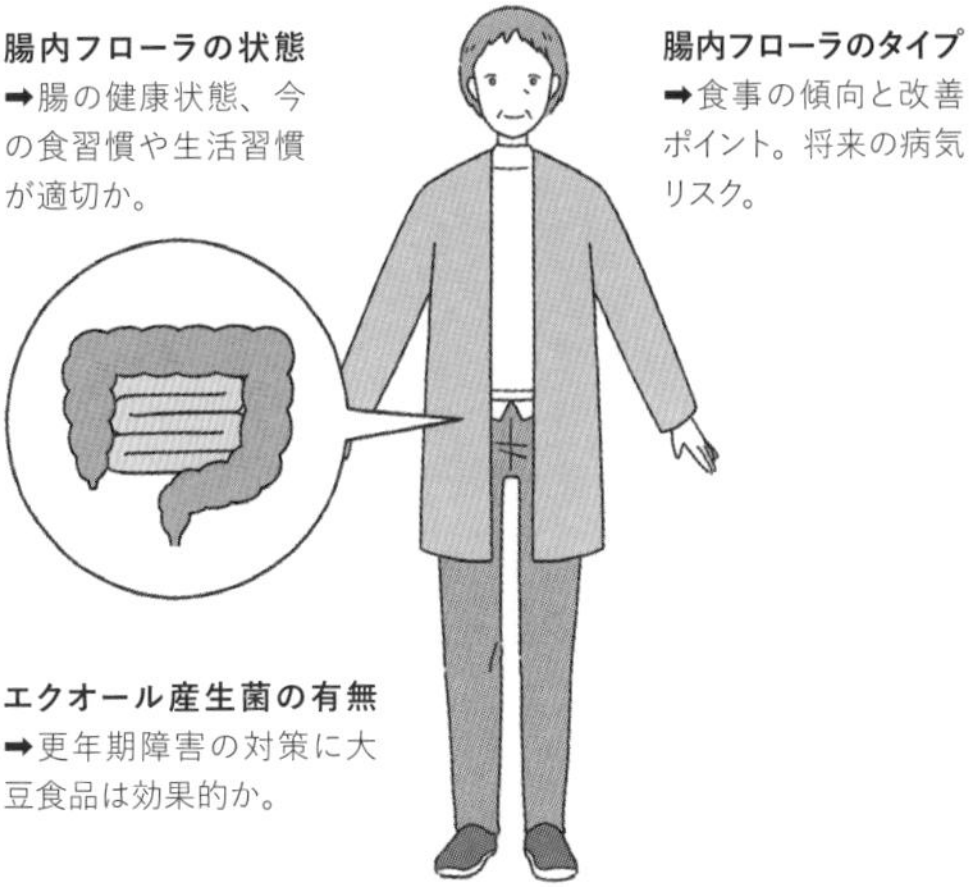
腸内フローラの状態
➡腸の健康状態、今の食習慣や生活習慣が適切か。
腸内フローラのタイプ
➡食事の傾向と改善ポイント。将来の病気リスク。
エクオール産生菌の有無
➡更年期障害の対策に大豆食品は効果的か。

自宅で行う腸内検査キットの流れ

各社からいろいろな検査キットが販売されています。尿検査で行う3000 円から便検査で行う2万円程度まで検査内容によって異なります。一般的な利用方法はとても簡単です。

利用方法

①検査キットをインターネットなどの通販で購入
②自宅で採便または採尿し、郵送
③検査結果は郵送、またはオンライン上で確認

Point

▷腸内フローラ検査キットで今の腸内フローラ状態(多様性とバランス)が良好か、不良か確認できます。

▷状態を知ることで、改善すべき食事の傾向などがわかります。

今の腸年齢を知る

見た目や身体の老化（生物学的年齢）に個人差があるように、腸の老化にも個人差があります。腸の老化は生物学的年齢を左右する可能性があります。

誰でも病気知らずに若々しくいたいもの。そのために腸の健康が鍵となります。自分の今の腸年齢はいくつか気になりますね。**腸年齢とは、腸の老化度を導き出す指標**です。生活習慣や食習慣のチェックリストに従って腸年齢を算出します。たとえば、よくお酒を飲み、お肉の多い食事が好きな人は悪用菌が多くなるので腸年齢が進みやすく、豆腐や雑穀など植物性食品を多くとる人は有用菌が多くなるため腸年齢が進みにくいです。

早速、巻頭の「腸年齢セルフチェック」（2〜5頁）で、腸年齢を計算してみましょう。もし腸年齢が高くても落ち込む必要はありません。生活や食事が腸に与える影響を理解し、腸年齢がすすむアクセルを止め、若返るように生活や食事を改善すればよいのです。

腸年齢・生物学的年齢・実年齢

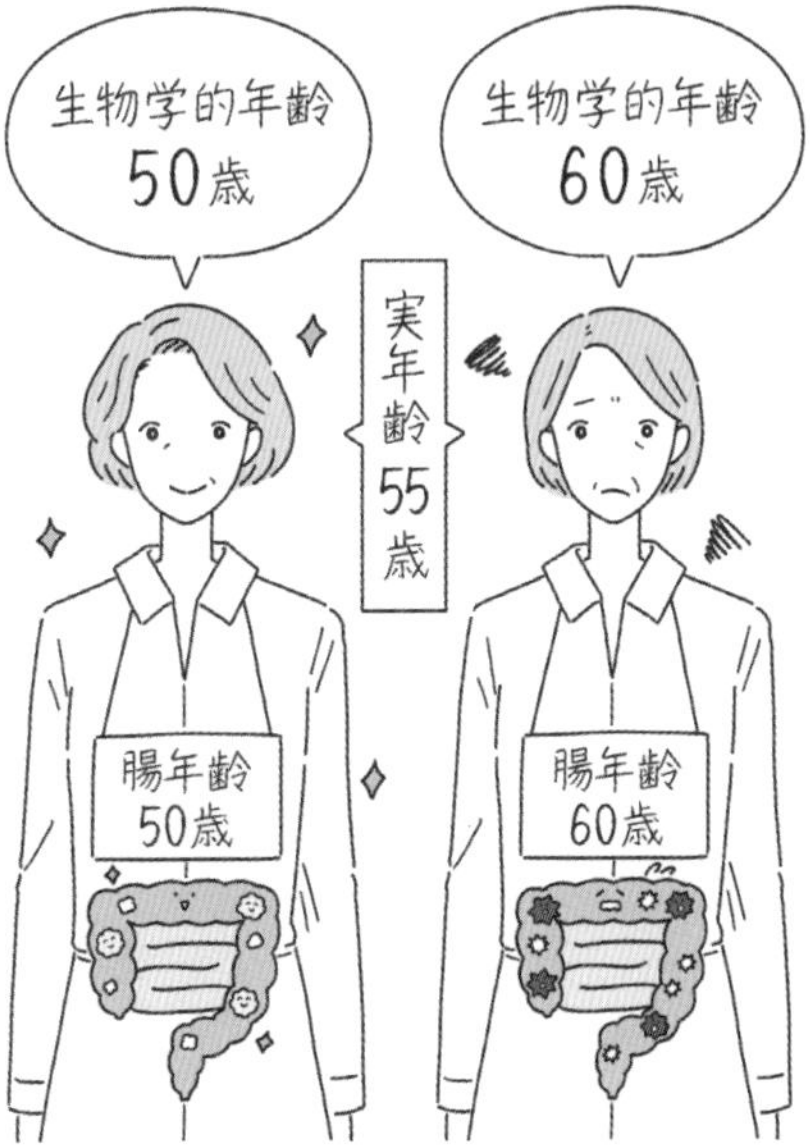

この2人の実年齢はどちらも55歳。腸年齢が50歳と実年齢より若いと、見た目も身体も若々しくなります。腸年齢が60歳と実年齢より老化していると、見た目も身体も60歳のように老けてしまいます。若々しい見た目と身体を維持するためには、腸を整えることです。

Point

▷腸の老化には個人差があります

▷腸年齢は生物学的年齢（見た目＆身体）を左右します。

腸の形チェック

日本人の腸の形は、大腸がねじれていたり、大腸が落ち込んでいたりすることが多くあります。一定の場所に便やガスがたまりやすくなるため、大腸の形が原因で、便秘やおなかの張りの原因になっているかもしれません。

ねじれ腸は、大腸がねじれた部分が便が出にくいため、腸の動きによって腹痛を感じます。腸のねじれをマッサージなどで緩めることで、便通がよくなる可能性があります。

落下腸は、便がなくても腸自体が骨盤内に落ち込んでいるので、おなかの張りの原因になります。女性は筋肉が少なく骨盤が左右に広いため、腸がねじれたり、落下したりしやすいです。運動（腰回りに「ひねり」を加える）や腸のマッサージ（腸全体を上に持ち上げるように）によって、一時的にほぐれ、大腸全体が上がり、便が通りやすくなります。

自分の腸の形がねじれや落下になっていないか、チェックしてみましょう。

腸の形チェック

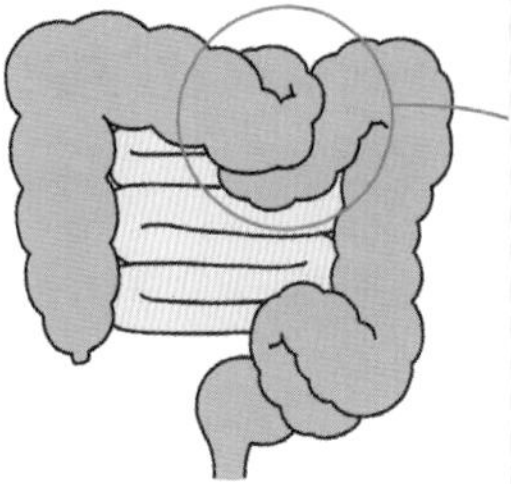

ねじれ腸

□子どもの頃から便秘だった。
□腹痛を伴う便秘になったことがある。
□便秘の後、下痢や軟便が出たことがある。
□運動量が減った途端、便秘になったことがある。

➡2つ以上当てはまる人は、腸がねじれている可能性あり。

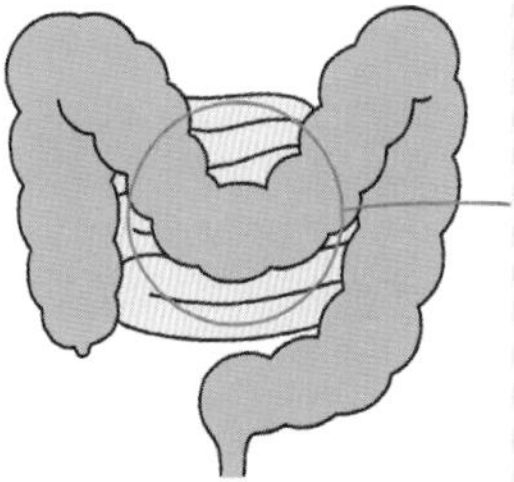

落下腸

□立ち上がるとヘソから下が出っ張る。
□運動をしても便秘が改善しない。

➡ねじれ腸に該当する人で、上記が１つでも当てはまる場合は、落下腸の可能性あり。

大腸がねじれていたり、落ち込んでいたりすると、便秘になりやすく、おなかが張ったりします。腸のねじれの可能性がないか、腸の落下の可能性がないか、チェックしてみましょう。

Point

▷日本人の腸の形は、大腸がねじれていたり、落ち込んでいたりすることが多くあります。

Column

寿命にも影響 たかが便秘と放置せずに!

便秘は誰にでも起こり得る症状ですが、特に女性はホルモンバランスの変化や腹圧の弱さから便秘になりやすいです。

また、高齢になると大腸の動きが弱くなって便秘になる人が増えてきます。たかが便秘だとつい軽く考えがちですが、便秘は多くの病気の始まりです。便秘を放置すると悪用菌が増加し、肌荒れや口臭、炎症や感染症、不眠や高血圧などさまざまな不調や病気の原因になります。

便秘がある人は、便秘のない人にくらべて10年後、15年後の生存率が低く、便秘が寿命にも影響します。また心筋梗塞、脳卒中などの心臓・血管系の病気の発症リスクが高くなることも報告されています。便は毎回チェックし、悪いうんちは決して放置せず、食習慣、生活習慣を見直し、適度な活動量を維持して、腸内環境を改善しましょう。

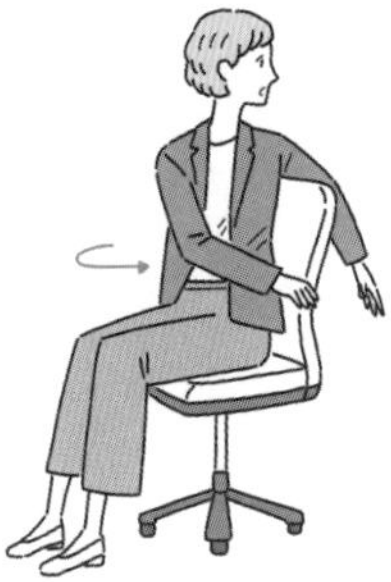

食物繊維を多く含む主な食材（食品群別）一覧

出典：日本食品標準成分表2020年版（八訂）

米・雑穀の食物繊維　　100g当たりの食物繊維量（g）

順位	食材	食物繊維総量	水溶性食物繊維	不溶性食物繊維
1	スーパー大麦	23.1g	8.3g	14.8g
2	もち麦	12.9g	3.9g	9.0g
3	えんばく/オートミール	9.4g	3.2g	6.2g
4	押麦	7.9g	4.3g	3.6g
5	アマランサス	7.4g	1.1g	6.3g
6	キヌア	6.2g	1.5g	4.7g
7	ひえ	4.3g	0.4g	3.9g
8	あわ	3.3g	0.4g	2.9g
9	発芽玄米	3.1g	0.5g	2.6g
10	玄米	3g	0.7g	2.3g
11	きび	1.6g	0g	1.6g
12	はとむぎ	0.6g	0g	0.6g
13	白米（うるち米）	0.5g	0g	0.5g

野菜の食物繊維　　　　100g当たりの食物繊維量（g）

順位	食材	食物繊維総量	水溶性食物繊維	不溶性食物繊維
1	らっきょう	20.7g	18.6g	2.1g
2	ごぼう	5.7g	2.3g	3.4g
3	ブロッコリー	5.1g	0.9g	4.3g
4	オクラ	5g	1.4g	3.6g
4	えだまめ	5g	0.4g	4.6g
6	ケール	3.7g	0.5g	3.2g
7	たけのこ	3.3g	0.4g	2.9g
8	みずな	3g	0.6g	2.4g
8	さやえんどう	3g	0.3g	2.7g
10	カリフラワー	2.9g	0.4g	2.5g
11	さつまいも	2.8g	0.9g	1.8g
11	かぼちゃ	2.8g	0.7g	2.1g
11	にんじん	2.8g	0.7g	2.1g
11	ほうれんそう	2.8g	0.7g	2.1g
15	にら	2.7g	0.5g	2.2g
16	ねぎ	2.5g	0.3g	2.2g

17	ピーマン	2.3g	0.6g	1.7g
17	もやし	2.3g	0.2g	2.1g
19	なす	2.2g	0.3g	1.9g
20	れんこん	2g	0.2g	1.8g
21	こまつな	1.9g	0.4g	1.5g
22	キャベツ	1.8g	0.4g	1.4g
23	たまねぎ	1.5g	0.4g	1g
23	セロリ	1.5g	0.3g	1.2g
25	だいこん	1.4g	0.5g	0.9g
26	はくさい	1.3g	0.3g	1g
27	きゅうり	1.1g	0.2g	0.9g
27	レタス	1.1g	0.1g	1g
29	トマト	1g	0.3g	0.7g
29	ながいも	1g	0.2g	0.8g

きのこ類の食物繊維　　　100g当たりの食物繊維量(g)

順位	食材	食物繊維総量	水溶性食物繊維	不溶性食物繊維
1	しいたけ	4.6g	0.4g	4.1g
2	えのきたけ	3.9g	0.4g	3.5g
3	ぶなしめじ	3.5g	0.3g	3.2g
3	まいたけ	3.5g	0.3g	3.2g
5	なめこ	3.4g	1g	2.4g
5	エリンギ	3.4g	0.2g	3.2g

果物の食物繊維　　　100g当たりの食物繊維量(g)

順位	食材	食物繊維総量	水溶性食物繊維	不溶性食物繊維
1	アボカド	5.6g	1.7g	3.9g
2	レモン	4.9g	2g	2.9g
3	キウイフルーツ	2.6g	0.6g	2g
4	いちじく	1.9g	0.7g	1.2g
4	りんご	1.9g	0.5g	1.4g
6	かき	1.6g	0.2g	1.4g
7	いちご	1.4g	0.5g	0.9g

8	マンゴー	1.3g	0.6g	0.7g
8	もも	1.3g	0.6g	0.7g
10	パイナップル	1.2g	0.2g	1g
10	さくらんぼ	1.2g	0.1g	1.1g
12	バナナ	1.1g	0.1g	1g
13	みかん	1g	0.5g	0.5g
14	ライチ	0.9g	0.4g	0.5g
14	梨	0.9g	0.2g	0.7g
14	ぶどう	0.9g	0.2g	0.6g
17	グレープフルーツ	0.6g	0.2g	0.4g
18	メロン	0.5g	0.2g	0.3g
19	すいか	0.3g	0.1g	0.2g

豆類の食物繊維　　100g当たりの食物繊維量(g)

順位	食材	食物繊維総量	水溶性食物繊維	不溶性食物繊維
1	大豆	17.9g	1.5g	16.4g
2	ごま	10.8g	1.6g	9.2g
3	アーモンド	10.1g	0.8g	9.3g

4	らっかせい	7.4g	0.5g	7g
5	豆みそ	6.5g	2.2g	4.3g
6	麦みそ	6.3g	0.7g	5.6g
7	米みそ	4.9g	0.6g	4.3g
8	木綿豆腐	0.4g	0.1g	0.3g
9	絹ごし豆腐	0.3g	0.1g	0.3g

海藻類の食物繊維　　　　100g当たりの食物繊維量(g)

順位	食材	食物繊維総量	水溶性食物繊維	不溶性食物繊維
1	ほしひじき	51.8g	–	–
2	あおのり	35.2g	–	–
3	乾燥わかめ	32.7g	–	–
5	あおさ	29.1g	–	–
4	まこんぶ	27.1g	–	–
6	もずく	1.4g	–	–

主な参考文献

・内藤裕二著『すごい腸とざんねんな脳　最先端の研究でわかった驚くべき「腸」と「脳」の働き』（総合法令出版 2023年）
・内藤裕二監修『最高の食べ方がわかる！老けない腸の強化書　専門医が教える45の金言』（新星出版社 2023年）
・内藤裕二、小林弘幸、中島淳 著『腸すごい！　医学部教授が教える最高の強化法大全』（文響社 2022年）
・内藤裕二著『人生を変える賢い腸のつくり方　ココロまで整える腸内フローラ活性術』（ダイヤモンド社 2016年）
・内藤裕二著『すべての臨床医が知っておきたい腸内細菌叢　基本知識から疾患研究、治療まで』（羊土社 2021年）
・内藤裕二著『酪酸菌を増やせば健康・長寿になれる　今、話題の酪酸・酪酸菌のすべてが分かる！』（あさ出版 2022年）
・内藤裕二、平井美穂、吉川雅之 著『腸活するならモロヘイヤを食べなさい　3人の専門家が提案する腸活の新常識』（クロスメディア・パブリッシング 2023年）
・京丹後市健康長寿福祉部健康推進課著『百寿人生のレシピ』（京丹後市 2022年）
・小林弘幸著『「3行日記」を書くと、なぜ健康になれるのか？』（アスコム 2014年）
・水上健著『ねじれ腸落下腸　滞った便がグイグイ出てくる快うんマッサージ』（主婦の友社 2021年）

・「チョコレート摂取による健康機能に関する実証研究」愛知県蒲郡市・株式会社明治・愛知学院大学の産官学共同 2014年
・「もち麦喫食が腸内環境や食生活におよぼす影響」国立医薬基盤・健康・栄養研究所、兵庫県加東市、株式会社マルヤナギ小倉屋の共同研究 2021年
・Saji N. et.al., Relationship between the Japanese-style diet, gut microbiota, and dementia: A cross-sectional study. Nutrition.2022;94:111524
・Nagata N. et.al., Population-level metagenomics uncovers distinct effects of multiple medications on the human gut microbiome. Gastroenterology. 2022 163(4):1038-1052.
・Morita H. et al., Bacteroides uniformis and its preferred substrate, α -cyclodextrin, enhance endurance exercise performance in mice and human males. Science Advances, 2023. DOI: 10.1126/sciadv.add2120

著者プロフィール

内藤裕二（ないとうゆうじ）

京都府立医科大学大学院医学研究科 生体免疫栄養学教授。
専門は腸内微生物学、抗加齢医学、消化器病学。

1983年京都府立医科大学卒業、2001年米国ルイジアナ州立大学医学部分子細胞生理学教室客員教授として渡米。帰国後は、2008年京都府立医科大学大学院医学研究科消化器内科学准教授、2015年同大学附属病院内視鏡・超音波診療部部長、2021年から現職。農林水産省農林水産技術会議委員、2025大阪・関西万博大阪パビリオンアドバイザーを兼務している。著書に『消化管（おなか）は泣いています』（ダイヤモンド社2016年）、『すべての臨床医が知っておきたい腸内細菌叢～基本知識から疾患研究、治療まで』（羊土社2021年）、『すごい腸とざんねんな脳』（統合法令出版2023年）など多数。ヒューマニエンス、あさイチ、クローズアップ現代（NHK）、世界一受けたい授業（日テレ）などに出演。

編集協力　吉田和佳子
イラスト　サキザキ ナリ
装丁・本文デザイン　熊谷昭典（SPAIS）
校正　合田真子
DTP　尾本卓弥（リベラル社）
編集人　伊藤光恵（リベラル社）
編集　安永敏史（リベラル社）
営業　澤順二（リベラル社）
制作・営業コーディネーター　仲野進（リベラル社）

編集部　中村彩・杉本礼央菜・木田秀和
営業部　津村卓・津田滋春・廣田修・青木ちはる・竹本健志・持丸孝・坂本鈴佳

不調の９割は腸が解決してくれる

2023年10月23日　初版発行
2024年 9 月 1 日　2版発行

著　者　内藤裕二
発行者　隅田直樹
発行所　株式会社 リベラル社
〒460-0008　名古屋市中区栄3-7-9　新鏡栄ビル8F
TEL 052-261-9101　FAX 052-261-9134
http://liberalsya.com
発　売　株式会社 星雲社（共同出版社・流通責任出版社）
〒112-0005　東京都文京区水道1-3-30
TEL 03-3868-3275
印刷・製本所　株式会社 シナノパブリッシングプレス